当张仲景遇上斯坦福

用科学思维带你
理解传统中医，
远离病痛

李宗恩 —— 著

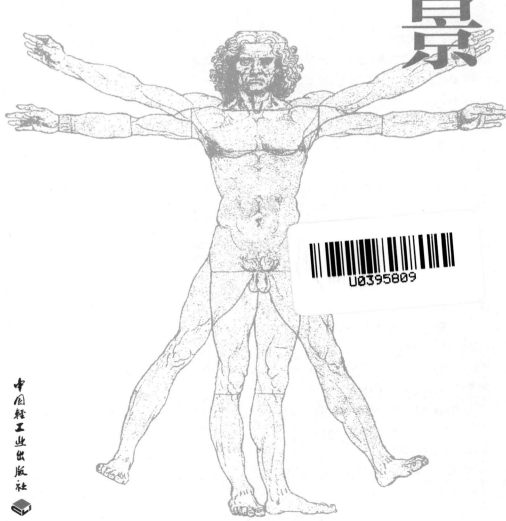

中国轻工业出版社

图书在版编目（CIP）数据

当张仲景遇上斯坦福 / 李宗恩著 . — 北京：中国
轻工业出版社，2023.1

ISBN 978-7-5184-3602-6

Ⅰ . ①当… Ⅱ . ①李… Ⅲ . ①养生（中医）— 普及
读物 Ⅳ . ① R212-49

中国版本图书馆 CIP 数据核字（2021）第 164731 号

责任编辑：付　佳　　责任终审：劳国强　　整体设计：锋尚设计

策划编辑：付　佳　　责任校对：晋　洁　　责任监印：张京华

出版发行：中国轻工业出版社（北京东长安街6号，邮编：100740）

印　　刷：艺堂印刷（天津）有限公司

经　　销：各地新华书店

版　　次：2023年1月第1版第5次印刷

开　　本：710×1000　1/16　印张：15

字　　数：260千字

书　　号：ISBN 978-7-5184-3602-6　定价：58.00元

邮购电话：010-65241695

发行电话：010-85119835　传真：85113293

网　　址：http://www.chlip.com.cn

Email：club@chlip.com.cn

如发现图书残缺请与我社邮购联系调换

221695S2C105ZYW

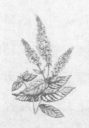

人生从来没有真正拥有什么，一切都是上天借给我们来体验这个世界的，

而我们转借给别人的越多，上天借给我们的也越多，

我们传递出去的好事越多，发生在我们身上的好事也越多。

推荐序 1
古老医学现代化的挑战之路　李飞飞

我很荣幸受邀推荐我的挚友李宗恩博士的新书《当张仲景遇上斯坦福》。这本书很独特，李博士是一位资深的中医专家和临床医生，也是一位经过严格科学训练的科技人，在大胆蜕变深入中医之前，他在硅谷有着成功的职业生涯。本书反映了李博士与众不同的人生历练下的洞悉力，书中的文字清新流畅，内容时而让人惊艳，时而让人深思反省。

中医和现代科学似乎是非常不同的两个世界，然而，李博士的笔触为读者打开了一扇窗，窥见两个充满冲突却又永远相互缠绕的世界的并存性。李博士的旅程，象征着古老医学现代化的挑战之路，同时也象征着对凡事以科技来定义的现代生活的深刻反思。他带领我们寻求看待这两个世界的全新方式，我对其深感兴趣，也期许读者一起参与这趟旅程！

（本文作者为人工智能专家、美国国家医学院及国家工程学院双院士、斯坦福大学工程学院讲座教授、斯坦福大学以人为本人工智能研究院共同院长）

推荐序 2
当代张仲景，开创新中医 李文华

很荣幸能优先阅读好友李宗恩博士的新书《当张仲景遇上斯坦福》，非常高兴写下我的感受。

经由伯克利学弟、好友王南雷博士的引荐，我认识了李宗恩博士。宗恩是一位奇才，从台湾大学物理、斯坦福电机、伯克利工商管理，到成为中医大师倪海厦的关门弟子，让我赞叹这位台湾杰出人才。

身为专攻癌症的分子生物学者，我对古老中医有一份莫名的崇拜与热爱。西方生命科学及医学在21世纪取得了耀眼的进步，却仍有许多无法解决的瓶颈。譬如若想从分子生物的角度去了解生命及人体的运作，并非永远无法企及，但也要耗费数百年乃至千年的钻研努力，这正是目前所看到的生命科学的研发过程。

如同分子生物学，中医学更是如此。历经千年的古老学问，在理论层面及应用层面总是夹着一团迷雾。中医的深奥令人难以全面了解，因此常被误认为不科学。然而，宗恩具备严谨的科学训练，对中医的造诣更是宏观、深入。他提倡"西医检测，中医治疗"的模式，如此便能印证中医的科学性及有效性，为中医学发展做出了贡献。

宗恩在书中列举的疑难杂症，正是针对人体三大"困难"：免疫、神经及代谢。他详尽地解说治疗的过程及效果，但仍无法一窥其中过程变化的奥妙；若加入精准检测，整个诊疗过程将更加客观与科学化。相信中医学会有更灿烂的前景。

宗恩无疑是医学界的奇葩，更是中医界的现代张仲景。我期待不久的将来，他会超越张仲景，为中医做出更大贡献。这本好书值得学医的人及健康人仔细一读！

（本文作者为美国国家发明家科学院院士、中国医药大学前校长、加州大学尔湾分校 Bren 讲座教授暨系主任）

推荐序 3
物理忌妒：无用之用，是为大用　　张庆瑞

李宗恩是我刚回中国台湾任教时的学生，我是他的应用数学老师。台湾大学物理系的数学一直是物理系自己教，主要逻辑是物理系的数学是解决物理的工具，这与数学系的数学概念并不相同。宗恩当时是保送生，物理系那时有一群非常优秀的保送生，同侪互相竞争，要想拿高分非常困难。宗恩不但成绩好，性格也很外向，喜欢发问，而且他与他夫人当时是同一个班的，所以我印象非常深刻。

他毕业后，我断断续续由学生口中听到他的职业转变，但并未特别放在心上。直到2009年，我到美国斯坦福大学访视时参与启动Stanford–Taiwan Biotechnology（STB），听到宗恩居然已经变成湾区的名中医师，有点讶异，但也不是特别难理解。因为聪明的人，只要有恒心，做什么事都会成功。

后来，我们一直通过微信联络。2016年，我担任台湾大学副校长时，因为参加台大北加州校友会，与宗恩面对面深入交谈，才知道他因为困惑于父亲的疾病而深入研究医学，进而拜入倪海厦门下，成为关门弟子。他当时就告诉我不少神奇故事，我那时由于事务繁忙，对于这类我专业知识以外的事情，基本上是听了就储存在脑中，作为日后备用的数据。

2019年我离开行政岗位后，便有许多时间思考，跨领域学问引起了我极大的兴趣。物理训练最强大与扎实的是科学逻辑方法论，复杂系统模型简单化再加上数学预测化。其实，物理真正的本质训练就是以简驭繁，好的物理学家对事物的看法具备强大的简约能力。

20世纪70年代，科学界出现了一个有趣的名词叫"物理忌妒（Physics Envy）"，就是生物学家及其他领域的学者看到数学在物理学运用中很成功，就想复制物理成功的经验。奇怪的是，只有少数有些许成效，但基本上无法像物理一样成功！也因此忌妒物理可以成功使用数学。物理忌妒不是忌妒物理，而是忌妒为什么数学工具只能在物理上获得成功。看起来像是上帝特别宠爱物理，便引起大家忌妒。

跨领域的互动永远是新知识的渊薮，现代的"斜杠青年"就是跨多个领域的人才，然而老祖宗告诉我们"鼯鼠五技而穷"，显然历史法则指出：没有专精专学，是不容易出人头地的。现今，由于问题更复杂、更广泛，有些学问必须要跨领域互动才能了解、掌握问题所在，进而找到解决办法。而且这些跨领域互动初期必须没有太强目的性，才有机会激发出原创想法。

我最近与三创文化基金会合作推动"无用论坛"，就是希望利用跨领域对谈培养一流人才。宗恩跨多学科的过程，学习动机多以好奇心为出发点，从未想过有用没用。今天能成为华人界中医祭酒，就是"无用之用，是为大用"的最佳典范。

《当张仲景遇上斯坦福》这本书，虽然只是记载宗恩多年来看到的各种疑难杂症，但从书名就知道这里面其实也传达了跨领域的重要概念，更尝试用现代科学来看中医逻辑。

我最近常与跨领域人谈知识论，知识大致可分成：

1. 知道的知道：工程；

2. 知道的不知道：待了解的学问，也是已知与未知的交界；

3. 不知道的知道：经验法则，但常可以重现；

4. 不知道的不知道：怪谈与传说。

人类累积的已知越来越多，"知道的不知道"就越多。物理学现有的知识是标准的"知道的知道"，但是有许多学问我们不断在使用，也很有效，却不完全知其所以然，我称之为"不知道的知道"。中医就是其中一种，这就是直觉与经验的累积。

中医的重现率不像物理学那般精准，也在于不完全知其所以然，所以需要累积更多的数据，并有时间由"不知道的知道"发展转化成"知道的知道"的状态，这非常需要利用物理学的既有发展经验来协助加速转化的过程。

宗恩具有充分的跨多领域专业训练，相信在累积更多的中医案例后，有大智慧将中医推动成"知道的知道"范畴。宗恩传承东汉张仲景延续至倪海厦的正宗中医思维，再结合台湾大学的物理系科学逻辑基础训练，经历斯坦福与硅谷应用科技的淬炼，中学为体，西学为用，未来必定能真正完成"西医检测，中医治疗"的理想。将宏观医学与微观医学并用，强固个体本身，抵御入侵病毒。

本书是宗恩超越张仲景的起点，胡适的朋友以"我的朋友是胡适之"为荣，我深为"我的学生是李宗恩"为傲。

（本文作者为台湾大学前代理校长、台湾大学特聘教授、台湾中原大学讲座教授）

推荐序 4
带你认识宏观、科学、逻辑的中医　李克明

挚友李宗恩医师的大作《当张仲景遇上斯坦福》问世，嘱余作序，让余有机会先睹为快，把书一口气读完，深有启发！

本书可以励志，宗恩兄生动地自述了多次柳暗花明又一村的成长经历，读者会叹道："有为者亦若是！"

本书记载了宝贵的中医临床医术，通过30多个案例分享部分疾病的诊疗过程，以及奥妙的中医医理，有心的同道同好可以切磋研究！本书更阐述了宗恩兄所体悟的中医医道，毫无保留地分享了他所期许的中医角色、医患关系、"西医检测，中医治疗"！

中医是中华文化的精髓，中国人都听说过中医，许多人也看过中医，就连外国人也知道针灸。但非中医专业人员对中医固然雾里看花，中医从业者受限于中医的培育方式、产业结构及强势西医，也难免有故步自封、见树不见林的迷失。

宗恩兄君子不器，斜杠人生，具备跨领域、扎实的专业训练，故能在亲承倪海厦大师的教导后，以宏观的视野、严谨的科学态度、缜密的逻辑思考，在多年临床中验证神奇的中医医理，并据此提出振兴中医的看法，读来醍醐灌顶，茅塞顿开！

余强力推荐《当张仲景遇上斯坦福》！向往中华文化，想一窥中医奥妙者该读；想在治标的西医之外，找到替代方案的中医师、中医同好、患者该读；国家医疗、公共卫生政策、中医发展的制定者更应该阅读！

（本文作者为《当孔子遇上哈佛》作者、国际资产管理及创业投资董事长、跨国商务律师、金融高级经理人）

推荐序 5
经方中医的最佳入门书　王南雷

近二十年前，我通过科技新创认识李宗恩博士，之后得知他为了治疗其先尊的肝癌，拜倪海厦为师学习中医。十年前他全职投入中医，让周围的科技朋友非常吃惊。

接着，李医师等弟子邀请倪老师在硅谷做了一次千人演讲，当时是我第一次接触经方中医！在好奇心的驱使下，我常以科技人追根究底的习惯向他请教。

有次李医师与其师弟讨论关于眩晕的治疗，两位医师的患者都有眩晕症状，但竟然使用不同的药方治疗！我追问原因。原来两位患者除了眩晕外，其他症状都不同。逼着他翻开《伤寒论》，检视这两位患者的案例，我这才知道原来病因不同，表现的症状除了眩晕之外都不同，当然下药也不同。另一次，我问李医师下药的分量如何拿捏，尤其是草药等问题。他看着我说："视患者的反应而调整。"这与麻醉相似，也是现代讲究个体化医疗的做法。

如同一般科技人，李医师也欢迎疑难杂症的考验。2020年，他指导河南通许县人民医院，以"西医检测，中医治疗"的方针治疗新冠肺炎，更是验证经方中医效果的一个明确佐证。很高兴他能匀出时间，深入浅出地阐述经方中医的观念及做法，为关心中医的朋友们编写了一本极佳的入门书籍。

（本文作者为硅谷创业家及新创导师、创新创业中心首任执行长）

目录

第三部分　回归临床实际疗效

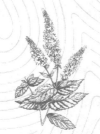

缘起
当中医遇上科学思维

　　我拥有斯坦福大学电机工程博士以及加州大学伯克利分校企业管理硕士，曾经是硅谷工程师、科技公司创办人及投资管理人。然而，我现在是一名中医师，中医经方泰斗倪海厦老师的指定传人。这本书是我的故事以及我的中医理念和临床医案。

　　十一月底，硅谷科技中心帕罗奥图小镇（Palo Alto）下着绵绵细雨，窸窸窣窣的冷风将地面铺满了黄色银杏及红色枫叶，充满了诗意，却也呈现出秋天的肃杀凄凉，提醒人们一年又即将过去。

　　我冒着断断续续的雨，带着宠物狗在家附近散步，鞋子踩在湿透的落叶上，人行道上大大小小的水滩，涟漪般的水纹一圈一圈地散开，似乎在触动一个一个陈旧的记忆，许多沉在内心深处的感伤与思绪再次浮现到表面。想着想着，想起大半年前出版社联络我，希望我能写本书，记述我的人生转变和中医故事，迟迟没有答应。或许工作真的忙碌，或许写书时间真的不足，然而，更重要的原因是不知道该从何说起、写起。

报纸杂志常常以极简单的方式来解释许多的改变，发生了某些事，遇到了某个人，世界开始翻转，然后就变成了今天这个局面。其实，事情往往没有那么单纯，就好像苹果公司创办人乔布斯说的，人生有很多的点，一个点连接到下一个点。直到三十年、四十年后才会发现，原来人生的每个点都有意义，拿掉了一个看似不起眼的点，最后的结局会变得很不一样。

所以，为了要让人真的了解一件事情，往往得拐许多弯，从一个一个不起眼的点说起，道出零零散散的段落，整篇故事也就展开了。那我的故事该从哪个点开始说起呢？既然书名定为《当张仲景遇上斯坦福》，那我们就从"斯坦福"开始谈起吧。

来到斯坦福大学，成为硅谷科技的一分子

斯坦福大学是世界顶尖大学之一，录取率全美最低，也是造就世界科技首都硅谷背后的推手，许多主导世界科技的公司都脱离不了斯坦福大学的影子。

将近三十年前，我刚从台湾大学拿到物理学学士，斯坦福大学向我提供了全额奖学金，希望我攻读电机工程硕士、博士。那个时候，斯坦福电机工程研究所已经是世界排名第一，想要进入非常难，受到如此厚重的邀约，我受宠若惊，没考虑多久就接受了。这个决定或许已经锁定了我未来十多年的发展方向。

我没有辜负斯坦福大学的期待，斯坦福电机工程博士平均学业年限为六年半，我从开始念硕士到取得博士学位，只花了四年

多。虽然没有破纪录，但其中有一年半的时间，我同时在硅谷高科技公司担任工程师，一面工作，一面做博士研究。

斯坦福大学对我的研究十分肯定，为我申请了分量不轻的科技专利。而在这四年多里，我也不只是当个书呆子，还担任台湾学生会会长两年，期间我还由潜水小白变成救援潜水员……这些大概是很多毕业速度破纪录的博士生没有尝试过的。或许，你会问我是怎么做到的，那就得把故事的点再往前推十多年。

哈佛大学的启发

其实，我小时候被大家认为很笨。我从小身体不好，非常瘦弱，父母担心我会出问题，不准我到处乱跑，也不准我做剧烈的活动，对我的课业也没有什么期待。那个时候，我的头脑里没有念书这件事，上课下课好像只是习惯动作，我的世界好像只有两件好玩的事，一是跟我家的大狗打闹玩耍，二是想尽办法找出家里的电器、机械并拆开，看看里面的结构是怎么一回事，再重新装回去。无论你说我那时是天真无邪还是傻里傻气，多年后回头看，我倒觉得那段时期培养了我的观察力及空间想象力，至少我的童年算是挺快乐的。

刚上初中没多久，我突然觉得应该好好念书了。不确定为什么，当我决定开始好好念书后，心境变得非常平和，可以连续好几个小时毫不分心地研读课本，这样的念法，考试成绩不好也难。

那个时候，台湾教育主管部门正大力推展资优教育，特别是为了培养基础科学人才，从初中、高中到大学有一系列的培育计划。而考试成绩优异的学生很容易被当成有天赋，我也被选入该计划中，没有考过一次联考，一路保送到大学。因为整个计划是为了培养基础科学人才而设立的，保送大学的科系只能选择物理、化学、数学或生物，于是我选择其中排名最前的台湾大学物理系。然而，这又是人生的一个点，看起来没什么特别，却让我深深喜欢上了物理，影响我一生看这个世界的角度。更重要的是，这个点也让我遇到了我的另一半，爱情、婚姻与家庭从这个小小的点慢慢延伸出来。

另外有一个点，在我大学的时候发生，回头看来，又是一个变化的种子，等待时机发芽。保送上台湾大学物理系有许多的好处，其中最直接的影响是让我得到了一项当时非常难得的奖学金"朱经武超导材料科学奖学金"，我也因此得到了朱经武教授的帮忙，大三升大四的暑假，我有幸到哈佛大学学习。

那个暑假在我人生中很特别，特别的地方倒不是学术研究，而是二十岁的我来到了文化色彩浓厚的波士顿，白天在哈佛大学和麻省理工学院窜来窜去，晚上及周末到哈佛广场、昆西市场、自由之路等地游走，看看异国的风情，听听街头艺人的歌声，对一个一直专注于书本学习的大学生而言，那个冲击力是无比强大的。

同时，那段时间经由一位学长帮忙，我住在哈佛大学法学院后面一栋出租的房子里，每天都得穿过法学院才能到哈佛大学的主校区。渐渐地，我经过法学院时会刻意放慢脚步，看看演讲公告、墙壁上刻的字句、转角的人物雕像等。有一股思绪涌上来，我开始问自己，这一生是不是应该做一些与人互动更多的事情，而不是埋首在物理理论、数学公式里面？在那之前，我几乎认定我的职业生涯会在计算机及仪器中度过大半。

在枫叶刚刚开始转红的秋天，雪季尚未来临前，我从波士顿回到了台湾，那时我已是大四的学生了。虽然波士顿的涟漪依然在心里荡漾，面对现实生活，我需要申请研究所继续专注于物理及电机工程学习。在经历了资优保送、朱经武奖学金、哈佛大学短期游学等经历后，申请研究所比我预期的顺利，最后得到两份旗鼓相当的全额奖学金：哈佛大学应用物理研究所和斯坦福大学电机工程研究所。那时我还是个血气方刚的年轻小伙子，摆脱不了梦幻人生的诱惑。科技巨擘的故事把硅谷捧上了天，文化浓厚的波士顿终究没有科技创新的硅谷来得吸引人，就这样我来到了斯坦福大学，成为硅谷科技的一分子。

当中医医圣张仲景的经典学说
遇上现代大学斯坦福的科学思维

零零散散写了许多，虽然是在交代故事，但我真正想要表达的，是在提到任何与中医相关的话题前，让大家了解我的理工背景是很扎实的，受过非常严谨的科学及逻辑分析训练，从量子物理的严密数学推衍、无线通信软硬件的系统设计，甚至到后来复杂的公司购并及投资财务分析，无一不是严格的"科学分析"与"实事求是"。

为什么要先强调这一点？我听过太多人说"中医不科学"，问题是，当你评论一件事情科不科学，你得先对"科学"有足够的认识与训练。如果一个人对科学的认识只像井底之蛙，那这个人对一件事情科不科学的评论就好比以管窥天。

当然，想要评论中医科不科学，除了深厚的科学背景，还得对中医有足够的了解。毕竟如果没有深入了解一件事情，如何能公平地评论呢？坊间有很多人对中医的认识连皮毛都没有，却大肆地说中医是伪科学、骗人的。当然，不能完全责怪那些人，传统中医充斥了非常多似是而非、行骗江湖的人事物。就算是中医的铁粉，被骗了几次后，也会对中医完全失去信心，这也是目前中医最大的问题与瓶颈。

既然提到了中医，我们故事的述说由"斯坦福"转到了"张仲景"。张仲景，名机，字仲景，东汉人，被奉为"医圣"，编著的《伤寒杂病论》被奉为"中医之魂"，与《黄帝内经》并列为中医最重要的书籍。本书书名定为《当张仲景遇上斯坦福》的意义是，当中医医圣张仲景的经典学说遇上现代大学斯坦福的科学思维。

接触中医的契机

我是怎么开始接触中医的？回溯前面述说的故事，我原本跟中医一点关系都没有，不要说去评论中医科不科学，连"中医"两个字都从未在我脑海里出现过。如果你硬要问我，我或许最开始也觉得中医很不科学，甚至觉得中医已经该被淘汰了。

十五六年前，我父母从台湾来美国跟我们住了一阵子，一方面希望能多陪陪年幼的孙子，另一方面也可以带他们在美国到处转转。他们挺喜欢加州的生活，可惜美国旅游签证六个月很快就到期了，他们非得回台湾。回到台湾后，我哥哥觉得弟弟陪爸爸妈妈半年，他也该替父母做些什么，尽尽孝道。那个时候，台湾流行贵宾健康检查，以便做到疾病"早发现、早治疗"。因此，我哥哥帮父母安排了最顶级的健康检查。

这本来也不是什么大事，父亲在五星级医院待了几天，每天像刘姥姥进大观园一样，到不同的科室检查，碰上各种"光鲜亮丽"的医学仪器，赞叹现代医学的伟大。几天检查下来，除了老年人常有的小毛病外，并没什么大问题。就在医院准备"欢送"父亲出院时，一位资深医师发现了问题——父亲的肝区影像显示有个小白点。医院很快免费帮父亲做了更详细的检查。

这一个出院前的小转折很快变成了狂风暴雨。专科医生认定发现的小白点是肝癌肿块，一开始说不严重，只有一厘米左右，手术即可去掉。第一次手术后，肿瘤迅速缩小，可是不到三个月，新的肿瘤冒出来，竟然有五六厘米，比上次发现的大了五倍，可见肿块从本来的慢慢发展变成了急速生长。

这次决定再次手术治疗，术后肿瘤迅速缩小，然而不到三个月，又有新的肿瘤冒出来，且比上次变得更大，连医生都不相信肿瘤可以长得这么快，诊断为"多发性肝癌"。依照原计划，医生打算做第三次手术，就在准备进入手术室时，检验科发现父亲黄疸过高、肾功能低下，如果进行全身麻醉，可能会导致死亡，因而紧急取消手术。

无法进行手术，那怎么办？这个时候，所有参与治疗的医生基本上都放弃了，唯一的建议是做肝移植手术。如果肝移植成功，一年的存活率也很小；如果不做肝移植，父亲的病情将进一步恶化！

西医临床治疗上的限制

在父亲治疗肝癌的过程中，一开始我十分信赖西医，尊重他们的专业知识及经验。然而很快，严谨科学训练下的逻辑思维开始提醒我，事情的发展似乎不太对劲。

父亲做手术的理由是借由阻断癌细胞的血液供给，让肿瘤无法得到营养而凋零。听起来好像很合理，那为什么手术缩小了原发肿瘤，却激发了其他部位肿瘤的急速生长？第一次手术后就观察到了这个危险的反应，为什么还要做第二次、第三次相同的手术？更重要的是，如果按医生的推测，最早发现的肿瘤花了十年的时间才长到一厘米左右，那么若不去治疗这个肿瘤，即使它继续生长，父亲是不是也可以再活个十年、二十年？许许多多的疑问在我脑中不断出现。既然我算是很会念书、做研究的，为什么不能集中精力深入了解父亲的病情发展及医疗方式呢？虽然我不太可能找到好的解决办法，但至少应该可以看出蛛丝马迹，分析出其中的问题所在。

就这样，我开始查询各种医学数据，开始做研究，请教各类医学专家。很快，我发现了两个令人震惊的情况：第一，肝癌手术平均术后存活期只有十一个月，以我父亲一开始的情况而言，手术可能根本是个错误的选择，不做任何治疗，他可能还能像以前那样正常生活；第二，无论化疗、放疗，或者其他任何让癌细胞凋零的方法，只要癌细胞不是瞬间死亡，凋零的癌细胞会释放出化学物质激活其他潜伏的癌细胞，这些方法注定导致癌症复发及转移，只是时间早晚的问题。

这些并不是西医学术上的缺失，很多医学研究都提出类似的结论，不断地提醒临床治疗上的限制。然而，临床医生在治疗患者时，大多数情况下都没有解释太多。加上临床治疗需要多方面考虑，从经济效益到法律责任等，美国许多大型医院的执行长都公开承认，医院的利润及持续经营往往比患者的治疗方法更优先。

同时，我了解到现代西医学对很多疾病的帮助是很有限的。美国疾病预防控制中心（CDC）、美国国立卫生研究院（NIH）、世界卫生组织（WHO），以及很多其他世界顶尖医学研究组织都表示，现代西医学没有办法有效治疗癌症、心血管疾病、关节炎、失眠、抑郁症、超重或肥胖等疾病，而目前许多标准医疗程序也存在很多争议。深入了解后我才明白，现代西医学在分子生物学层面上或许很科学，但是在临床治疗上并非如我以前认为的那般逻辑化，而且临床治疗往往非常局部化，缺乏整体理论与模型，多是以反复试验及松散的统计学数字为依据。

对一个科技人来说，这样的一门学问，似乎达不到"科学"的标准。和我有相同想法与疑问的人其实很多，我后来也遇到了多位"愤愤不平"的西医专家，他们公开指出西医临床上的缺失，并大声质疑西医学上的许多问题。

中医启蒙老师，带领我深入中医的世界

就在我对现代西医学感到无助时，有不少人建议我了解了解中医，这些人都见证过或亲身经历过中医治疗的效果，其中还包括多位资深的西医专家。一开始，我不太能接受这样的建议，就连现代西医学都达不到严谨的科学标准，古老传统的中医又如何

能提供一条大道呢？然而，人的缘分是很难解释的，在这个时间点上，我遇到了台湾中医经方泰斗、医圣张仲景学说的临床实践大师倪海厦教授，这是我从小到大第一次接触中医。这个点，像种子一样不断长大，最终彻底改变了我的人生方向。

当然，这个改变是漫长而渐进的。虽然倪教授的许多病例让我很赞叹，科技人总还是科技人，面对新的事物依然保持怀疑的精神和态度，得去深入了解、验证、实践、反思。我慢慢对中医有了很不一样的认识，开始爱上中医。而倪教授也成为我中医的启蒙老师，他带领我深入中医的世界。我从一个不懂中医的人，转变成中医的支持者与实践者，经过很多临床验证，我实在不得不赞叹中医的伟大。

中医其实是一门很严谨的科学，非常具有逻辑性，临床效果往往超过一般人的想象。然而，许多人念了中医学位，考了中医师执照，临床医术却不精，一招半式闯江湖。更有甚者利用中医的名号做不肖的生意，造成社会大众对中医有许多误解。因此，我一直在思索，怎么借由我严谨的科学背景，用现代科学方法来阐述中医，解除一般人对中医的误解与怀疑，我想至少有两条路。

用现代科学方法阐述中医的两条道路

第一条路，是用现代医学、生命科学、分子生物学等，来说明中医古书中的理论及治疗方法。很多人试着用这个方法来解释中医，我也曾花费不少心思与力气在这条路上。然而，我认为这个方法虽然有一定价值，却可能不是最好的方法。这种使用一门学问去解释另一门浑然不同的学问的方法，就好像硬要用化学反应去解释物理学的万有引力，看起来都是在解释自然现象，但二者的出发点和基本定律完全不同，即使在最终理论上或许可以连接，在实际生活应用上却不是很有效。

第二条路，是利用科学的基本精神及逻辑推理方法，把中医当作完全独立的学问，先不要去想证明中医的基本定律，而是想办法从那些基本定律推衍，看看能否在人体现象与治病上得到相符的结果。如果在多次应用上得到很好的相符性，那么这些中医基本定律就有很高的科学价值。也就是说，我们先不要急着用现代医学来解释中医古书中的理论，而是把中医古书中的基本定律条例整理出来，利用逻辑推理，应用在临床治疗上，看看人体的反应及治疗效果是不是和我们推理预测的相符合。如果符合性很高，这些经典的基本定律就值得接受与推广。

以前，不太容易把第二条路的理念解释清楚。幸运的是，这几年人工智能快速发展，通过大数据分析，找出了许多人们本来看不出的头绪。这些发现的新法则，人们往往无法解释其背后的原因，实际应用上却比人们原有的知识体系更加深入。这种对比，对我们解释中医古书阐述的理论很有帮助。譬如人工智能阿尔法围棋（AlphaGo）研究围棋，竟然可以发现许多人们以前没有想过甚至认为不合理的下棋步骤，结果却能在真实对弈上大幅超越高段的围棋棋士。这就好像古老的中医书籍告诉我们许多人体的规律，却没有解释那些规律是怎么来的，原始的研究方法及数据也不复存在，结果却能在实践中验证那些规律，得到卓越的临床治疗效果，这也反向证明了中医的正确性及优越性。

　　我的人生，从我遇到倪海厦老师那个点开始，到现在这个点有了很大的变化。然而，许多改变或许早在那之前就已经埋下种子：小时候整天和家里的宠物狗打打闹闹，或许已经让我喜欢在不确定下做出快速反应；东拆西拆家里的电器，或许已经让我适应从外在推测看不见的内在；在哈佛大学法学院游荡闲逛，或许已经注定我会走向和其他人有更多互动的工作；斯坦福大学博士生的日子，或许已经让我习惯做些别人不太理解的事情；伯克利MBA的课里课外，或许已经训练我和各种不同观念的人沟通……经过了人生中那么多的点，我才发现，原来这一切都是有意义的！

第一部分

当中医遇上
新冠肺炎

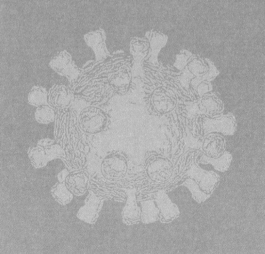

第一章

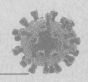

世纪瘟疫大爆发

　　新型冠状病毒肺炎（简称"新冠肺炎"）疫情在全世界大爆发，我将书稿交给出版社时，已经近3300万人确诊，100万人病逝，这个数字还不包括非常多没有检测的患者，以及许多正在加护病房里性命垂危的患者。我居住的美国是重灾区之一，当时已有700多万人确诊，超过20万人病逝。这是传染病史上百年来最严重的瘟疫。

　　在目前的欧美医疗体系下，没有真正能治愈新冠肺炎的方法，只能使用所谓的"支持疗法"，尽量维持患者的生命，被动地期待患者能自己好转；情况危急了，也只能拿各种不同的旧药来赌一赌。从抗病毒的试验药瑞德西韦，抗疟疾的旧药氯喹、羟氯喹，到加入治疗细菌感染的抗生素阿奇霉素片希舒美（Zithromax）混合使用等，这些西药一开始都呼声极高，好像马上可以解救世界一般，但临床试验使用不到几周后，发现疗效远远不如预期，还有很多不良反应，甚至导致患者死亡。

怎么办？欧美国家唯一的办法就是强制隔离或居家避疫，让大多数居民留在家里，以大幅减少人与人的接触，减缓疫情传播速度，避免疫情扩散。但与此同时，重症病患人数增加太快，使得医疗资源大幅短缺、医疗系统崩溃，导致许多医护人员也被感染，造成死亡人数飙升。

然而，这样的隔离政策也只是在推延大灾难发生的时间，如果没有真正治愈的方法，感染人数及重患人数迟早会达到临界点，到时疫情就无法再围堵，医疗系统也会崩溃，这也是很多地区疫情告急的主要原因。

在许多国家强制隔离的政策下，大多数公司及商业活动都被迫停止。这对整个世界的生活及经济有很大的影响，不但使得那些以钟点计时赚钱的人立即失去了收入，很多公司也因为营业额腰斩而大幅裁员，就连平时光鲜夺目的斯坦福大学都宣布裁员及减薪。这样巨大的社会变化对数亿家庭的影响是几年内都无法抚平的。

疫苗背后隐藏的问题

疫苗，成为很多人心里唯一的希望。世界上许多医学专家都表示，在疫苗还没有研发成功前，即使疫情大幅缓解，每个人的日常生活也会和以前很不一样，人们不再握手或近距离接触、到餐厅用餐及上健身房都得保持距离、不能有群聚活动等。然而，疫苗的背后隐藏了许多问题。

首先，疫苗研发及测试通常需要很长时间，未经过数年的测试就急急忙忙推出的疫苗，除了效果不一定如期所愿，其不良反应也不易控制，有可能造成更大的问题。

第二，冠状病毒及其他流感病毒疫苗最多只能在几年内发生作用。病毒突变迅速，之前禽流感、猪流感等疫苗虽暂时抵挡住病毒的攻势，但病毒永远走在人类之前，疫苗研发赶不上病毒"进化"，不出几年，仍会出现爆发流行。

第三，虽然某些疫苗在历史上确实帮了人类很大的忙，但在各种无法预测的情况下，疫苗往往是帮助了这一代人，却逼迫病毒加快"进化"。病毒是一小段的RNA或DNA，本来应该没有什么"智慧"可言，然而，从各种病毒整体表现而言，病毒似乎也符合"适者生存"的规律。无论是RNA或DNA的不稳定性造成了各种突变，还是病毒真的有什么集体智慧，在人类以"非自然"的方式抵抗下，病毒突变更加快速，突变下的应对也变得更加艰难。

至于疫苗衍生的许多社会问题，譬如政府通过法律强迫每个人接种疫苗、利益团体自私的盘算、疫苗成分不良及造假等，我们不在这里讨论。总之，虽然疫苗被社会大众当成解决病毒感染的"圣杯"，但它也带来了很多新问题。

以纯中医治愈新冠肺炎患者

那么，真的没有什么好办法来对付新冠肺炎了吗？其实，是有的。

这次我直接及间接参与了中国、美国及其他国家地区的新冠肺炎抗疫，以纯中医的方式治愈了许多新冠肺炎患者，从轻症到危急重症都有。因为加入了中医治疗，抗疫的效果越来越出色。

中国许多省市都有很多以中医或中西医结合治愈的病例，很多参与一线治疗的西医及确诊患者亲自看到、体会到中医卓越的疗效，感到非常惊讶，从不相信中医最后变成中医的铁粉。很多医院、政府机构、新闻媒体等，也转变了对中医的看法，认可了中医治疗的优越性。

虽然如此，但仍有一大堆的质疑与问题。譬如，病毒是新突变的，古老的中医怎么可能治疗新冠肺炎？中国各省市报出来的中医治疗病例，为什么使用的治疗方向及中药方剂相差那么多？哪个才是对的？即使在中医治疗下，许多重症患者都已经痊愈出院了，为什么世界各国仍有大批人继续坚持寻求特效西药，而不试着了解中医的疗效？为什么许多媒体也对中医存有严重的偏见，不愿意采访、讨论中医治愈的病例？除了这些，还有其他的疑问及争论。

解决问题及科学研究最重要的一步，就是严肃认真地面对事实，即使事实和我们原本的认知有很大差异，都应该放下原本深信不疑的观点，仔细去了解摆在眼前的事实，承认这样的事实已经发生，再用各种方法理解和解释背后的原因。

虽然写这本书的主要目的并非讨论新冠肺炎，而是解说中医的正确观念，不过，既然遇到了近代以来最严重的瘟疫，我们就从这次中医治疗新冠肺炎遇到的质疑与问题切入，一方面讨论大家的疑问，另一方面解说真正的中医理念。这样的方式，读者不会觉得是硬邦邦的中医教科书，也不是和临床治疗沾不上边的科普书籍，更不是"随随便便"的中医养生书籍。

第二章

古老的中医为什么能对抗现代的新型冠状病毒

中医是宏观医学

很多读者大概都听过，中医是"宏观医学"，西医是"微观医学"。我们用一个假设性的角度来讨论：如果我们是外星人，第一次来到地球，想了解人类这种生物到底是如何运作的，我们有两个大方向可以探讨、研究。

第一个大方向，是把人类切成两半，看看上半部和下半部如何相互沟通及影响、左半部和右半部如何相互沟通及影响。稍微有些概念和想法后，我们再继续切下去，看看左上半部和右上半部如何相互沟通及影响……

我们越切越细，逐渐切到了细胞的大小，甚至切到了细胞内核酸的大小，了解了各种细胞和不同化学成分的关联性，创建了分子生物学等。用这样不断深入细致的方式来解释人类这种生物，粗略地可以对应到西医学，也就是所谓的"微观医学"。

探讨人类这种生物如何运作的第二个大方向，是不断观察人类对各种外在因素的反应，以及不同反应之间的关联性。

譬如，冷风吹久了，许多人会流鼻涕、会咳嗽、说话声音会带有金属音调的感觉；许多人吃了没有煮过的食物，会抱怨肚子痛、腹泻；许多人双脚出现水肿后，身上的瘀青及伤口变得不容易复原；许多人因为无法摄入某类食物而开始出现焦虑及失眠现象等。这样的观察需要非常大的样本量及观察点，耗费许多时间，远比第一个大方向杂乱和缓慢。然而，当资料量不断扩大，超过某一程度后，就如同现代的大数据分析及人工智能，可以开始建立有意义的模型。

有了初始的模型后，数据的搜集和比对变得越来越系统化，资料关联性的链接越来越细致。在反馈修正下，模型也越来越精准，越来越有意义及实用。用大量数据搜集及模型修正的方式来解释人类这种生物，粗略地可以对应到中医学，也就是所谓的"宏观医学"。

中西医面对疫情的不同角度

当然，这只是一个非常粗略的比喻，不足以说明中西医发展的历史。但是，可以给大家一个概念：同样都是解释人体健康问题，为什么中医和西医的角度和"语言"会差那么多，不仅仅是时代背景的差异，更是基本方法的区别。譬如，面对新冠肺炎病情时，西医从"微观"角度切入，重视的是哪种冠状病毒造成的问题，有什么特效药可以应付这样的病毒；而中医从"宏观"角度切入，重视的是身体整体平衡是如何被破坏的，有什么办法可以让身体回到原本平衡的状态。

因为现在各地的教育体系，健康教育及生物学皆以西医知识为课程内容，很多人都有基本的概念。新型冠状病毒为一小段的RNA，进入人体后会钻入人体细胞核，抢走人体细胞的控制权，然后大量复制，造成各种病症。目前西医没有药物及方法可以直接杀死病毒。所谓的"特效药"，是设法抑制病毒大量复制，尽量把病毒数量压低，一方面减少它们对身体的破坏，另一方面让人体的免疫系统有机会产生抗体，消灭病毒，因此，病毒"长什么样子"非常重要。一种新病毒出现后，专家们得立即做病毒基因测序及分析，对新病毒有了基本认识后，才能推测如何抑制病毒复制，进而从旧药中找寻适合的"特效药"，或者赶紧研发可能的新药，并着手研发适合的疫苗。

在得到这样微观下的解决方法之前，如前面所言，只能使用支持疗法，用各种药物和方式尽可能维持患者生命，被动等待患者的免疫系统"打赢"这场战争。

绝大部分的人对中医治疗瘟疫的方法很陌生，即使那些常常用中药材作为日常养生的人，甚至中医师对此也是一知半解，很多讨论都似是而非。中医从来就不认识病毒，也不以微观的角度来思考或讨论病毒、细胞、抑制病毒分裂的特效药等，自然也就不可能区分瘟疫是哪一种病毒造成的，或者研究这样的病毒以前有没有遇到过等。

在中医的宏观思维下，有自己一套深入复杂的生理学及病理学。中医看待瘟疫，是以人体变化为切入点，探讨人体受到外界因素破坏、失去平衡后，身体会有哪些现象及反应，再根据那些现象及反应来调整身体状况，期待身体能恢复到平衡状态，将外界因素带来的破坏降到最小。

虽然几千年来，病毒变异等外界因素改变很大，人体演化却非常有限。人体的功能不管是怎么被破坏的，某项功能被破坏而导致的症状、反应、后续演变却依然有明显的脉络可循。也因此在很多情况下，中医专注于人体本身平衡状态的治疗方式，反而比西医专注于外来敌人的治疗方式来得有效。

打个不太严谨的比喻，警匪枪战时，我们注意到坏人哪个方向来的火力强大，造成我们部署在哪个位置的警员伤亡，这时我们会赶紧重新部署人员，或者想办法增派警力，而无暇去管坏人是用哪个牌子的枪、哪个工厂做的子弹！

很多读者大概也都听说过，中医讲求"辨证论治"，也就是利用"望闻问切"四诊的方法，搜集患者各方面的症状信息，再对应到中医的生理学模型及病理学解释，来决定治疗方法。因此对于单独一位患者的病症，我们往往从临床搜集到的患者信息来讨论。

然而，对于大型瘟疫，除了以"望闻问切"搜集信息及"辨证论治"探讨治疗方法，还必须从整个病情发展的进程来探讨。病不是一个"点"，而是一个时间轴上的"线"，除了了解现在看到了什么，还得探讨它和以前及未来的连接。如果我们只关注几个摆在眼前的瘟疫患者，而忽略了中医对病情发展的深入阐述，见树不见林，那就失去了中医最大的优势。

从我治好过很多肺炎急症、重症的经验，加上这次参与对抗新冠肺炎的经验来看，无论是新型冠状病毒、禽流感、猪流感，还是甲流、乙流，人体败坏的进程依然如同中医经典书籍、东汉张仲景撰写的《伤寒杂病论》一样，由"外感"一步一步地往里发展。不过，这些疾病的病情进程比普通感冒快很多，也猛烈顽强很多，也更容易因患者原有的健康问题而复杂化。

外感进程演变

《伤寒杂病论》对"外感"的叙述从"表虚"开始。身体最外层受到了外邪侵犯，没有好好抵挡而开始衰弱，出现"桂枝汤证"。此处得解释一下，这里"证"代表"症状组合表现"，而不是单一病症的"症"。换句话说，经典中医常常以治疗的中药方剂来说明患者的病症状况。

在《伤寒杂病论》一开始的"辨太阳病脉证并治上篇"中说道："太阳中风，阳浮而阴弱，阳浮者，热自发；阴弱者，汗自出。啬啬恶寒，淅淅恶风，翕翕发热，鼻鸣干呕者，桂枝汤主之。"也就是说，患者有了这些症状组合，可能得使用"桂枝汤"这个方剂加减①来治疗，我们就说这位患者目前的病症是"桂枝汤证"。

为什么要这样称呼，而不是说这位患者得了什么病、身体哪里出了问题？其实，这是比较科学的表达方法。一位医家看到患者的症状，觉得症状组合符合"桂枝汤"的范畴，便转告另一位医家，患者是"桂枝汤证"；第二位医家听到后，头脑里会有一个粗略的印象，多多少少可以猜测患者的症状表现大概是什么样子。

---

① 中医处方根据古方，参酌患者的情况，加进和减去几味药，谓之加减。

　　然而，这并不代表第二位医家同意第一位医家的诊断，他可能会询问患者一些其他方面的症状或感受，在自己的判断下，认为患者是和"桂枝汤证"相近的"葛根汤证"，因而得使用"葛根汤"为主来加减的中药方剂。

　　如果第一位医家直接告诉第二位医家，患者是什么"病名"或"病因"，这中间的症状信息完全流失，第二位医家在没有看到患者详细病例下，无法知道患者综合症状表现如何，除非自己从头望闻问切搜集资料，不然就得盲目相信第一位医家的判断。

　　不过很可惜，时代变迁，现在很多中医师常常只使用什么"虚"、什么"实"来表达患者的病情，不但患者听不懂，也把自己搞得"玄上加玄"。这个问题，我们后面再来讨论。至于"桂枝汤证""葛根汤证"到底是什么意思，不熟悉经典中医的读者不用紧张，不需要急着去钻研，就把这些中医的专有名词当成是武侠小说中的功夫招式名称，先随着下面的解释了解中医的思维大方向，以后想好好学习中医时再研究。

　　言归正传。身体最外层受到了外邪的侵犯，出现了"桂枝汤证"，本来身体好的人，可能休息休息就恢复了，最多觉得有些异常疲惫；本身身体没那么好的人，没有把外邪挡住，皮表、肌肉的津液因外邪的影响而无法正常运作，开始了第一阶段的转变，造成了"表实"的"葛根汤证""麻黄汤证"等，中医古籍把这个阶段称为"表寒"。

　　这里顺便提一下，后代许多医家看到"表寒"两个字，就认为是"伤于寒"，就是身体受凉了。其实，"伤于寒"并非表寒的唯一来源。当津液无法正常运作时，体表原本带有热气、带有能量的"活水"变成了一滩"死水"，也就造成了表寒。换句话说，

《伤寒杂病论》并非如后代许多医家解释的只是治疗"伤于寒"的病症，而是对人体生理和病理解释得非常透彻的一部经典。

当表寒没有被身体抵挡下来，会往身体内部发展。一般而言，有两条比较容易入里发展的路。

一条路是消化道。感冒拉肚子是大家常遇到的问题，这次新冠肺炎也有不少患者有消化道问题，以中医角度大致可以说是外邪进入了中焦，造成了"葛根黄芩黄连汤证"等，我们在这里先不过多讨论。

另一条路是呼吸系统，中医称为"肺"。肺是心、肝、脾、肺、肾五脏中人体唯一直接和外界沟通的，自然也最容易受到外界的影响，中医把肺称为"娇脏"。当外邪造成的表寒转变成了里寒、肺寒，出现"小青龙汤证"等现象，患者就会开始出现咳嗽、流清涕等症状。

肺受寒了，肺的津液运作开始出问题，好比汽车引擎冷却系统无法正常运作，肺脏的某些部分因津液不足而开始出现燥热，进入了下一个阶段，中医称为"入里化热"，变成比较严重的"大青龙汤证"等，相当于西医的肺炎阶段。

然而，即使到了"入里化热"的"大青龙汤证"等，不代表整个肺脏都燥热。许多肺炎患者肺脏出现"寒热夹杂"，肺部下方的寒稠痰饮仍可以继续大量堆积，甚至开始出现胸腔积水、肺积水等现象。这些复杂的变化，在《伤寒杂病论》后半本《金匮要略》之中的《肺痿肺痈咳嗽上气病脉证治第七》讨论很多，"射干麻黄汤证""葶苈大枣泻肺汤证""泽漆汤证""小青龙加石膏汤证"等，可以混杂出现，再加上患者的个体差异，将病情搞得非常复杂。

新冠肺炎的猛烈与复杂

这次新冠肺炎，一部分重症患者出现如SARS的肺纤维化，另一部分重症患者却没有出现，反而肺脏里堆积了非常多浓稠的黏液，有些重症患者甚至因此被呛死。这样两种很不一样的现象，在中医里不难预期及解释。

肺纤维化是典型肺热的"大青龙汤证"加重后的结果，大致可以和中医的"肺痿"对应；而新冠肺炎病逝者解剖发现，肺脏多浓稠黏液，正好对应严重"射干麻黄汤证""葶苈大枣泻肺汤证"等"肺痈"或其他病症。这些现象，就看"肺痿""肺痈"或其他哪一个病症进展得更快，彼此也常常在肺脏不同的部位出现，并非有一个现象就不会出现另一个现象。

同时，中医认为肺为人体调节津液的源头，"肺金生水"，好比天空下雨一般。当肺的功能及津液调节出现严重障碍，很快就会累及三焦水道、肾等的功能，进一步瓦解人体的正常运作，导致严重的问题。譬如在新冠肺炎中看到的急性呼吸窘迫综合征、脓毒症休克、代谢性酸中毒、凝血功能障碍等，如果无法及时阻挡病情恶化，将导致死亡。

虽然新型冠状病毒、禽流感、猪流感等都是21世纪才出现的，但人体抵挡不了外邪而败坏的发展变化，早在两千多年前的中医古籍里已有阐述，依然从表虚一步一步地往里走并不断变化。不过，如同前面提到的，新冠肺炎、禽流感肺炎、猪流感肺炎甚至季节性流感肺炎，病情进程比一般感冒快很多，也更加猛烈及复杂。

一般而言，常见的轻微外感，大多都停留在表寒这个阶段，即使不治疗，患者往往也会自行康复，就像很多人都知道的，普通感冒休息一周自然会好。当感冒了还不注意自己的生活饮食，或者医生（医师）治疗错误，导致简单的"桂枝汤证""葛根汤证"等转变为"大青龙汤证"或更复杂的病症，那治疗和病程将大大延长。

考验中医师的功力、判断与胆识

然而，这几年的流感，人们从一开始觉得身体不太对劲到严重复杂的病情，只需要三四天。这不但让西医治疗措手不及，也大幅提高中医师看诊功力及敏感度的要求，必须在许多症状还没有出现时，就得抓紧时间赶紧行动，却又不能预防过度，反而让病情加重。换句话说，时机、剂量、药材比例变得非常重要，稍有不慎，就无法反转病情。

譬如，得了流感，咳嗽非常严重，痰非常多，呼吸困难。依照中医的辨证思想，假如都归为"寒证"，舌苔白、小便清、怕冷等，我们可能会开"射干麻黄汤加减"给患者。然而，因为流感的进程非常快速，中医师得非常敏感，看到了舌苔白却带有一丝丝干的感觉，就很可能得加上大寒的石膏来避免肺丧失津液，却又不能加太多，以免肺寒加重；听到咳嗽声非常深沉，从肺的底部发出，又带有脓痰的浊音，就很可能得加上泻肺的葶苈来避免肺中水饮、痰饮大幅增加，却又不能加太多，以免肺变得太虚弱。

换句话说，像新冠肺炎这样严重的"外感"，再加上每一个患者的个体差异，非常考验中医师的功力与胆识，一旦判断错误，不但没有效果，反而可能会加重病情。

虽然中医可以对付21世纪才突变出来的新型冠状病毒，但不代表你找的"中医师"有足够的能力治疗新冠肺炎。

新冠肺炎疫情爆发后，网上有一堆中医相关的文章，有的说新冠肺炎可以用简单的清热解毒中药材治好，有的说可以用简单的补气润肺中药材治好，有的甚至说喝绿豆汤、佩戴中药香包等可以有效预防！

其实，真的见过、治好过重症肺炎的中医师，一看这些文章，就几乎可以确定这些人根本没有治疗过重症肺炎的经验，充其量只是治疗过轻微的肺病，或者在西医治疗为主下辅助用点中药帮点小忙而已。这也是很多人不相信中医可以治愈新冠肺炎重症患者的原因之一。

第三章

西医检测，中医治疗

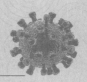

上一章谈论了中医治疗新冠肺炎背后的医理，虽然说了不少，如果没有实际临床验证，也就只能是理论假说。然而，想要真的在临床上验证，并不是一件简单的事。

首先，疑似高危传染病的病患，绝大多数不会到中医诊所就诊，很多地方甚至规定只有符合资质的大型医院可以接治高危传染病病患。

第二，接治这些病患的医院，几乎不可能主要使用中医方法来治疗，就算是中西医结合，也是以西医治疗为主，中医只是辅助。即使真的是中医治愈的，也百口莫辩，无法证明不是西医方法治愈的，只能说在中医帮忙下，西医的治愈率较高或患者康复较快。

第三，少数中医诊所接治了高度疑似新冠肺炎的病患，就算患者症状全部消失了，看起来完全正常了，怎么证明一定是新冠肺炎呢？毕竟某些肺炎症状也与之相似。即使患者之前做了病毒基因检测，确诊是新冠肺炎，又能不被强制隔离地来找中医看诊，而中医也真的将患者治到没有症状、自己觉得康复了，若没有通过病毒基因检测阴性的肯定，也很难说服大众。

换句话说，想要有明确的证据来证明中医能够治愈新冠肺炎，患者接受任何治疗前，必须先有病毒基因检测，确定是新冠肺炎，然后完全以中医的方法来治疗；治疗之后，还必须要有病毒基因检测阴性的证据，加上西医影像及各种医学指针达到痊愈标准。更重要的是，患者还不能只是轻症，必须是危急的重症，不然会被认为是患者自愈，和中医治不治疗无关！这些条件不容易全都达到，不过，还真的被我遇到了。

通许县人民医院的成功案例

河南省开封市通许县人民医院是一家中型的二甲西医院，有1000多位医生和医护人员，1200多张病床。以前是典型的西医院，两年前开始推展学习中医，成立了"倪海厦中医教学培训基地"，院内几百位医生及护士积极学习中医经方，许多资深的主任医师开始在临床上以中医治疗取代原本熟悉的西医治疗。我很荣幸成为这个教学培训基地的总指导。

新冠肺炎疫情在武汉大爆发后，通许县人民医院为该县唯一可以接治重大传染疾病的医院。我们知道瘟疫的患者潮即将到来，因此，我依据多年治疗禽流感、猪流感及各种不同季节性流感肺炎的经验，如同前面解释外感进程演变一样，告诉了几位负责抗疫的主任医师，我们应该如何以中医方式治疗新冠肺炎。

武汉封城没几天，通许县人民医院就收治了二十多位从武汉返回通许或与武汉返回者有直接接触的发热、高度疑似新冠肺炎的患者。在此紧急情况下，通许县人民医院建立了特殊的"西医检测，中医治疗"的医疗模式，也就是以病毒基因检测来确诊肺炎患者是新冠肺炎，还是甲流、乙流等其他病毒感染导致的肺炎，同时使用CT及各种检验来判断患者情况及病情发展。治疗方面却使用中医方法，坚持不用西药。

证实疗效

一开始有些参与治疗的医生还质疑主任医师以中医治疗的决定，等看到了"大青龙汤""射干麻黄汤""葛根汤""泽漆汤"等中药方剂开始产生效果，整个医院上上下下被临床疗效说服了。这不仅仅加强了对"西医检测，中医治疗"医疗模式的信心，全体医务人员开始服用中药来预防感染，也自动自发参与各种支持事项，从准备中药材、制作中药汤剂、配送药剂到新患者过滤、入院、治疗等管理，建立了完善的对抗新冠肺炎疫情的流程。

这中间有个小插曲。一开始收治的患者之中，有些确诊为新冠肺炎后，当地政府部门马上派医疗团队来"接管"，按照当时的硬性规定，为确诊患者使用类固醇、干扰素、抗流感病毒药物等，但患者病情转坏，出现上吐下泻及其他不良反应。在通许县人民医院的坚持下，全部改回以中医方式治疗。这也让后来收治的患者可以完全使用中医治疗，达到我们之前讨论的"西医检测，中医治疗，西医证实"的标准。

通许县人民医院快速有效地治愈新冠肺炎确诊患者，包括危急的重症病例，治愈率百分之百。而患者出院两周后回院复检，肺功能完全正常，无纤维化、积液或其他后遗症，证实了中医治疗效果卓越且无不良反应，成本还低。同时，在服用中药防疫下，1000多位医疗人员无一人感染，院方也免费为当地居民提供中药汤剂来防疫，通许县60多万居民中，没有再出现新的确诊病例。通许县人民医院面对新冠肺炎这样重大的疫情，以"西医检测，中医治疗"的医疗模式，做到了"无转院、无死亡、无感染、无致残"四大标准，可以说在对抗新冠肺炎疫情中大放异彩。

通许县人民医院以中医抗疫的事迹很快被各媒体报道，受到很多医生的推崇及社会大众的赞许，网上传阅数千万人次。开封广播电视台、河南省中医管理局及台湾寰宇新闻网等，都以正式的新闻来报道。中央电视台国际频道也在国家中医药管理局的大力推荐下，在其播放的《中华医药抗击疫情》节目里，特别采访报道了通许县人民医院以中医药抗疫成功的故事。中央电视台还派了剧组进驻通许县人民医院，拍摄了一部励志微电影，如实记录了当时一线医务人员的辛劳。而我也被导演要求饰演我自己，回溯当时我远程指导及视讯看诊的过程。

这里再说说另一个插曲。武汉封城前几天，我首度在网上公开讨论中医如何治疗新冠肺炎；一周后，我们对外宣布中医治疗确诊病患有效。这些早期公布的消息被许多网站转载，引起了国家中医药管理局的高度关注，询问网站负责人消息的来源及可靠性，并紧急启动了"防治新型冠状病毒感染的肺炎中医药有效方剂筛选研究"专项。当我们第一位治愈病患的病毒基因检测结果出炉，证实了中医疗效，国家中医药管理局立即开始在山西、河北、黑龙江、陕西四省试点实施中医临床疗效的观察。

一周后，国家中医药管理局对外公布试点结果十分优异，正式对各省市大力建议以"清肺排毒汤"来救治新冠肺炎确诊患者。不难想象，清肺排毒汤的思路及用药和我们在通许县人民医院的中医治疗相当类似。当然，我们无法完全确认清肺排毒汤是不是真的起源于我们的病例，不过，"功成不必在我"，只要清肺排毒汤真的有效，就是件非常好的事情。

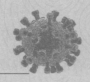

第四章

瘟疫下的中药通方

　　前一章提到清肺排毒汤，这一章我们讨论一个概念，那就是对抗瘟疫时的"通方"。

　　中医讲求的是辨证论治，也就是依照每一个人特定的症状组合来诊断及开药方，即使是同样的病毒感染或相同的西医病名，不同人有不同的症状表现，也就会使用不同的中药方剂来医治。然而，当严重瘟疫大爆发时，太多人受到感染而生病，医疗资源严重不足，没有那么多的中医师一个一个看诊，怎么办？

何谓通方

　　这个时候，医家只好依据大多数患者共有的症状来设计一个基本的中药方，尽可能对"一般"患者有帮助。这就像大家在电视和电影里看到的，当各地爆发大瘟疫时，朝廷及各地官府找来一些对瘟疫比较有经验的医家，开出基本中药方，煮成大锅的中药汤剂，在街上一勺一勺盛给排着长队的人服用。这个概念就是所谓的"通方"，是没有办法的办法。一部分人服用了通方病情好转，一部分人服用了效果不明显，也有一部分人服用了病情反而加重。如果病情转好的患者比较多，那么医疗负担逐渐减轻，让医家有更多的时间与精力研究不同的病情，提出下一步的药方改进，甚至可以针对病情严重的患者——开药方。

换句话说，所谓"通方"，并非适用于每个患者。而一个通方的成功与否，在于事后分析检讨，了解这个通方到底是帮助到大多数患者，同时没有导致很多患者恶化，还是只是减缓轻症患者的症状，而没有大幅减少死亡人数？这不是一个简单的问题，更没有时间做现代药物研发上常讲的双盲试验，毕竟救人都来不及了，只能硬着头皮，按照原有的知识及经验，选择最可能有效果的方向去救治患者。

各地中医专家有不同意见

这次新冠肺炎也一样。疫情大爆发后，许多省市的中医药管理单位及各中医药大学提出了许多不同的中药方，期望能帮助对抗疫情。人们或许会问，为什么各地中医专家对新冠肺炎的看法及药方会相差那么多，有的说是"湿热"、有的说是"寒湿"、有的说是"肺燥"、有的说是"肺寒"，而临床治疗上或多或少都有些疗效？

其实，从前面病情进程的讨论来看，并不难理解为什么各地中医专家会有不同的意见。譬如，东南沿海的广东省，天气比较热，也比较潮湿，当地很多新冠肺炎病例停留在轻微的肺热阶段，"清热解毒"的通方适用于大多数患者。河南省在内地，农历春节前后还下着雪，那里许多人寒冬时胸腔肺部就会有一点积液，一旦感染新冠肺炎，病情快速发展、深入，导致肺部下方有大量浓稠痰饮，肺部上方却燥热严重，这时就得使用比较猛的中药材来应对，采用的通方自然也就不同于广东省的通方。

因此，我们面对瘟疫时，虽然要对其病情发展进程有充分的理解，知道病情在时间轴上的前后及可能的转变，设计通方时却得选择一个适当的"点"来切入。只靠一个中药方很难囊括整个病程，得依照当地多数病例来做决定。

换句话说，中医专家争论新冠肺炎到底是"湿热""寒湿""肺燥""肺寒"，或者讨论是不是要把新冠肺炎称为"湿毒疫""寒湿疫""肺湿疫"等，其实意义并不大，这要看病程发展到哪个阶段，才能讨论适用的通方。

清肺排毒汤

在推出的通方中有两个特别值得拿出来讨论。一个为国家中医药管理局及国家卫生健康委员会推出的"清肺排毒汤"，另一个是中国领头抗疫的钟南山院士推荐的"连花清瘟"。

国家中医药管理局推出的"清肺排毒汤"，中药方的用意和我们在通许县人民医院治疗新冠肺炎中重症病例的思维很像，基本是兼顾去肺热及减少肺部积液脓痰。

"清肺排毒汤"的中药组合为：麻黄、炙甘草、杏仁、生石膏、桂枝、泽泻、猪苓、白术、茯苓、柴胡、黄芩、姜半夏、生姜、紫菀、冬花、射干、细辛、山药、枳实、陈皮、藿香。国家中医药管理局解释，"清肺排毒汤"是根据《伤寒杂病论》中几个方剂组合而成的，包括"麻杏甘石汤""五苓散""小柴胡汤""射干麻黄汤"等。

根据国务院在新闻发布会发布的信息，在10个省市的66家医院进行临床观察，共计1262个病例，全部未发生病情加重的情况，其中1253例已经治愈出院，占99.28%。

使用"清肺排毒汤"三天一个疗程的费用仅为100多元，和国家医疗保障局统计新冠肺炎重症治疗平均费用超15万元相比，实在是天壤之别。同时，依照山西省133个"清肺排毒汤"治疗病例的观察，103例病患症状改善明显，全都在3天之内解除发热症状，6天内肺部CT影像大幅改善，10天左右病毒基因检测转为阴性。

整体来看，国务院举办的联防控联新闻发布会上，认为"清肺排毒汤"是这次对抗新冠肺炎疫情的有效治疗方法，并在28个省市广泛使用，直接且有效地大幅减缓新冠肺炎疫情。

连花清瘟

另一个被广泛使用的通方为"连花清瘟"，之所以有名，主要是因为钟南山院士的推荐。我们先来看一下"连花清瘟"的中药组合为：连翘、金银花、炙麻黄、炒苦杏仁、石膏、板蓝根、绵马贯众、鱼腥草、广藿香、大黄、红景天、薄荷脑、甘草，和"清肺排毒汤"很不一样，以清热解毒为治疗方向。

"连花清瘟"并非这次为了新冠肺炎而设计出来的方剂，它本来是一个中成药产品，产品说明上写着"清瘟解毒、宣肺泄热。用于治疗流行性感冒属热毒袭肺证，症见发热或高热，恶寒，肌肉酸痛，鼻塞流涕，咳嗽，头痛，咽干咽痛，舌偏红，苔黄或黄腻等"。因此，无论是从中药材分析或厂商的解释看来，"连花清瘟"适用于新冠肺炎轻症病例，肺部微微燥热，未出现肺部严重燥热或大量积液脓痰等较严重的症状，因而在广东省等天气较热的地方，对轻症病患的临床效果不错。

然而，根据新闻报道，那边许多临床医生认为"连花清瘟"并不适用于中重症病患，而上海市试用了"连花清瘟"，多数病例反应不如预期，转为使用"清肺排毒汤"，病情才开始好转。

有这样的情况，读者应该不感到奇怪，前面已经解释过了，不同地方使用不同的通方来应对当地多数患者的病情。简单地说，很多其他地方的新冠肺炎患者舌苔白厚，而非"苔黄或黄腻"，基本的辨证条件已经不一样了，自然无法以"连花清瘟"打遍四方。根据疫情后期的资料分析，患者接受常规西医治疗时，加服连花清瘟胶囊，可以加速治愈咳嗽、发热、乏力等症状，但连花清瘟胶囊在预防病情恶化、加速病毒基因检测转阴方面，并没有什么功效。这样的研究结果，和我们前面的解释吻合。

"连花清瘟"能解释中医治愈新冠肺炎的原因吗

那为什么"连花清瘟"会被钟南山院士推荐呢？

钟南山院士是西医专家，对中医的理解有限，对中医临床治疗急重症的经验有限。钟南山院士的团队进行中药体外实验显示"连花清瘟"能抑制新冠病毒复制、发挥抗炎作用，于是对外发布"连花清瘟"的效用。因为钟南山院士的身份及地位，消息很快被媒体大幅报道，很多喜爱中医却不了解中医的人也觉得总算找到中药有效的证据，赶紧在网上转载，希望能帮助更多人。

钟南山院士团队的辛苦研究固然值得敬重，但这样的体外实验显示了"连花清瘟"能抑制新冠病毒复制，就真的代表中医可以治疗新冠肺炎吗？真的解释了中医能够治疗新冠肺炎的原因吗？

中医的理论及临床疗效，是建立在望闻问切搜集患者身体信息后，借由中医的生理及病理学反推患者身体内部的问题，利用中药、针灸或其他方法，把患者体内的偏差推回至平衡及正常的状态。换句话说，中医很大一部分是基于改变身体内部环境，而非直接基于细菌、病毒的生物化学反应。许多中药方剂在实验室体外研究中找不出确切的证据，临床效果却非常好。

如果以西药研究的方式来找寻中药材中的"有效化学成分"，那不是中医。药厂早在二十几年前就开始大量研究上千种中药材的化学成分，到目前为止，成功制药的比例仍非常低。而这次对抗新冠肺炎疫情，体外实验显示有多种西药能抑制新冠病毒复制，譬如干扰素、抗病毒药物、抗疟疾药物等，在实验室环境下，这些西药大多都比各种中药方剂更能在体外细胞实验里"抑制新冠病毒复制"，但用于实际临床治疗时，效果却非常有限。既然连那些体外实验更有效果的西药在临床治疗上都遇到了瓶颈，那么"连花清瘟"治疗新冠肺炎的有效性可能更需要时间和样本量来证明。

废中医存中药的问题

以西药研究的方式来讨论中药的疗效，不但在中医界遇到很大质疑，在海外各国也触礁了。荷兰海关对连花清瘟胶囊进行的实验检查，显示其中活性最高的成分是薄荷醇，认定没有治疗新冠肺炎的效果，因而禁止进口。加拿大卫生部发表声明，宣传连花清瘟胶囊可以预防、治疗新冠病毒感染为虚假及误导性的言论，以治疗新冠肺炎来宣传或出售连花清瘟胶囊是违法的。瑞典政府表示，中国大使馆发给中国留学生连花清瘟胶囊，是在未经授权的情况下发放未经瑞典官方批准的药物，属于违法行为。其他许多国家也有类似的声明及禁止。

并不是说"连花清瘟"没有道理、没有效果，而是强调这样的方剂只适合某一部分患者。想要证明"连花清瘟"的临床疗效，得靠中医改变身体内部环境的思维来解释，再加上大量临床病例佐证，而不是在化学成分上硬去找出蛛丝马迹。以"体外细胞实验抑制新冠病毒复制"的薄弱证据来大幅宣传，反而直接被其他实验分析重重打脸，让更多人不相信中医的临床疗效。在实验室里以西药的方法来研究中药，这种"废中医存中药"的思维不但无法协助中医推广，反而会导致中医的灭亡。

或许有读者会说，既然"连花清瘟"有体外抑制新冠病毒复制的实验证明，那么先服用了也无妨，大不了没有效果。但是，真的"无妨"吗？

"连花清瘟"以清热解毒为治疗方向，对轻微发热的患者而言，其药材组合是有帮助的。然而，这次新冠肺炎轻症患者很多表现出"葛根汤证""小青龙汤证"的表寒里寒症状，服用清热解毒的药材组合，有可能会让里寒更寒，拖延病程或加重病情。同时，这次新冠肺炎和SARS很不一样，很多患者并没有像SARS那样导致肺痿、肺纤维化，反而是肺部积聚大量浓稠液体、痰饮，偏向中医的"射干麻黄汤证""葶苈大枣泻肺汤证"等。如果病情发展到这样的中重症阶段，"连花清瘟"不但没有效果，反而可能会导致更多问题。

当然，这样"不对证"的问题，也会发生在"清肺排毒汤"上。不过，国家中医药管理局在宣传及推动"清肺排毒汤"时，显然谨慎小心许多，他们以《伤寒杂病论》里的中医理论来解释，并以大量临床病例来支持，而非试着以中药方剂中的"有效化学成分"来说服大众。

不过，疫情陷入危机时，很多抗疫医药研究都像打仗一样，非常紧张急迫，临时能得到的人力及资源也有限，找到了什么蛛丝马迹，要赶紧公开给大家参考、救人。所有医务人员对这次对抗新冠肺炎疫情有非常大的贡献，都是英雄。

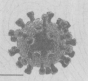

第五章

从药方反观中医师思路

本章转个弯，借由"清肺排毒汤"来解释一个中医相关的话题。

我常常遇到有人拿中药方给我看，问我开方的中医师功力如何、这个药方开得对不对。其实，这是一个很有争议性的问题。没有直接看到患者、没有和主治中医师讨论，单凭药方来解读中医师的功力，是很不公正的。即使事后直接看到患者，也不会知道其当初的病情，更不知道原来主治中医师的全盘战略，是打算直捣黄龙进攻，还是先做好后勤补给？是决定直接治本，除去病根，还是先治标，减少患者当下的痛苦？所以，我不喜欢评论其他中医师开的药方，我们应该给开该药方的中医师基本的尊重。

药方中的药材顺序反映了医者的思路

不过，从一个中药方中，我们还是可以多多少少看出端倪，譬如中医师偏重患者什么方面的问题、主要想做什么、顾虑什么、次要考虑是什么等。许多老字号的中药店师傅看过非常多的中药方，可以从中药方中看出中医师的个性、师承、派别等，甚至会直接问患者是不是某位中医师开的药方。

以上一章讨论的"清肺排毒汤"为例。虽然有许多新闻报道，我不确定"清肺排毒汤"是哪位中医专家"定稿"的，也不知道是不是有一群专家帮忙修改、是不是有什么非医学因素的考虑，但是，如果只是按照药方来看，这是位"四平八稳"的中医专家开的。或者说，是位"研究型"的中医专家开的。偏向做研究，写论文，临床治疗重症、急症的经验不一定多。

为什么这么说？中药方有所谓的"君臣佐使"，虽然临床看诊开方时，没时间那么讲究，药方中药材的顺序却很容易反映中医师的思路。重症、急症经验多的中医师，一定会把最主要的治疗方向写在最前面，毕竟那是他最急着想做的动作。

"清肺排毒汤"的第一段是"麻杏石甘汤"，第四段是"射干麻黄汤"。

"麻杏石甘汤"通常用来治疗外感转好时，肺系微微发热的问题；"射干麻黄汤"通常用来治疗肺部开始出现大量痰饮、浓稠液体的问题。相比之下，"射干麻黄汤"比"麻杏石甘汤"严重许多。如果中医师认为开始有肺痈或其他严重问题，两个方剂中，自然会以"射干麻黄汤"为首，"麻杏石甘汤"为辅。治疗重症、急症经验多的医家，心思不会是反过来的。如果中医师认为肺热严重，出现肺痿，以"大青龙汤"为首，"射干麻黄汤"为辅，也算合理，只是药材剂量及中医药管理局后来的说明，都表明是基于"麻杏石甘汤"，石膏的用量比"大青龙汤"少许多。

"清肺排毒汤"的第二段是"五苓散"。

"五苓散"为不错的瘟疫预防方，这点在下一章讨论。然而，在治疗方剂中，"五苓散"往往扮演辅助角色，不会摆在"射干麻黄汤"前面，也很少原方照抄。既然药方以中上焦为主，除非患者排尿有问题，通常会省去猪苓与泽泻。这也是为什么《金匮要略》中，治疗肺系问题的方剂不少会用到茯苓，却很少用到猪苓与泽泻；如果真的要使用泽泻，剂量得大过猪苓和白术，甚至大过茯苓，才能达到想要的效果。另外，真的治疗重症、急症多的中医师会使用生半夏，而不是姜半夏，因为姜半夏药性不足，缓不济急；如果非得以姜半夏代替生半夏，那剂量也得增加不少。

换句话说，从"清肺排毒汤"的药材组合及顺序看来，中医专家并非依照自己临床治疗重症、急症的经验来开方，很可能是广纳四方意见，研究协商之下，把"麻杏石甘汤""五苓散""小柴胡汤""射干麻黄汤"一个一个摆在一起，再加上山药、枳实、陈皮、藿香来应对部分患者可能存在的胃肠道症状。所以，在此猜测开药方的中医专家是位偏向做研究、写论文的研究学者。

当然，此处只是因为讨论到新冠肺炎治疗的通方，正好可以拿"清肺排毒汤"当例子，针对公布的药方来解说，而不需要另外找一个药方，花一大段篇幅说明，再来讨论从药方推理开方中医师思路的话题。

实际上，我们并不知道"清肺排毒汤"到底是如何产生的，也可能是位临床功力很高、治疗重症和急症经验很多的中医专家开了药方后，基于各方考虑下，历经多人多次修改才公布的。也可能是本来想使用效果更好的生半夏，却担心大家买不到，不得已改成姜半夏。毕竟，这次对抗新冠疫情，"清肺排毒汤"是各省市发布的通方中非常到位的一个方剂，也确实有很大的贡献，值得赞许与敬重。

第六章

中药预防方

在第一部分结束之前，还有一个简短的话题，也就是新冠肺炎的中药"预防方"。预防胜于治疗，新冠肺炎疫情下，许多中医师提出不同的中药方剂来预防，然而往往有个共同的盲点——大家都把心思摆在"肺炎"两字上。

当瘟疫大爆发时，并不是听到"肺炎"就直接专注于肺部，使劲地补气来预防感染。毕竟，每一位患者的情况都不一样，专注肺，不一定是抵抗外邪最好的办法。就像打仗时，每一座城市、每一条防线都有不一样的问题，如果能一一检视来补强，当然是最好的。但是，如果无法一个一个检查、一个一个改进，那就得回归基本面。

五苓散、桂枝汤、甘草干姜汤

人体防疫的基本面是三焦水道，你可以说它是运送军队的道路，也可以说它是大都市地下的排水系统。在中医理论里，三焦水道遍及全身，联络各个脏腑、运送阳气、排除积湿等，平时不如心、肝、脾、肺、肾那么受重视，却是人体运作的基本架构。因此，历代预防大型瘟疫，皆以通利三焦水道为主轴，最有名的方剂为"五苓散"，利用桂枝来"行阳"，白术、茯苓、猪苓、泽泻来"行水"。"行水"并不是西医的"利尿"，而是让水道循环的功能变得更恰当，为双向调节。譬如小便太多，通常可以使用"五苓散"来治疗；小便太少，通常也可以使用"五苓散"。

中医古书写到，皇帝十分担忧各省爆发的瘟疫，派御医们出京到疫区去协助地方抗疫。然而，如果御医还没到达疫区人民就得病了怎么办？没到疫区，怎么知道瘟疫患者有什么症状？怎么知道该如何防备及治疗？这个时候，"五苓散"就成为御医们的"预防方"。

除了"五苓散"加强三焦水道外，我们可以加上平衡阴阳、有"天下第一方"之称的"桂枝汤"，因为许多人身体本来就不强壮。桂枝补阳，白芍补阴，再加上调和"后天之本"脾胃功能的炙甘草、生姜、红枣，五味中药合在一起，让人体维持在比较好的平衡状态。

这里可能有个麻烦，"桂枝汤"中的生姜没有办法存放太久，容易发芽或发霉。同时，许多疫区强迫封城或居家避疫，临时购买新鲜的生姜可能很不方便，或者根本买不到。因此，我们可以把生姜改为干姜。这样也有些好处，干姜有温里驱寒的功能，可以加强"胸阳"，在天气比较寒冷的地区特别好用；同时，干姜搭配"桂枝汤"中的炙甘草，为一般常用的"甘草干姜汤"，本身就是预防受寒的中药方。

　　简单整理一下："五苓散"为各种瘟疫常用的中药预防方，身体原本不强壮时，可以加入"桂枝汤"；天气比较寒冷的地区，或者生姜不易购买或保存时，可以把生姜改为干姜，变成"五苓散""桂枝汤""甘草干姜汤"三个方剂的合方。

第二部分

当中医遇上
急重症

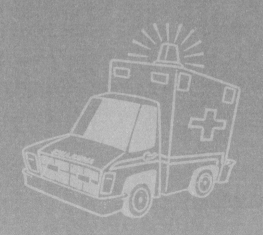

第一章

中医临床看诊

第一部分对中医治疗新冠肺炎急重症的讨论，可能和很多人心中对中医的印象很不一样。

很多人认为中医偏重养生，慢慢调理身体，却无法应付急重症。即使是中医爱好者，也往往认为"西医快速治标，中医慢慢治本"，或者"西医治疗急症，中医治疗慢病"。其实，这样的想法是错误的，中医是可以快速有效地治疗急症及重症的。第二部分先用真实的病例来解说，让读者对正统中医有更多理解。在讨论病例前，我们先简单解释一下中医是怎么临床看诊的。

望闻问切／搜集资料

中医看诊的第一个步骤是"搜集资料"，也就是我们常听到的"望闻问切"。搜集的资料越齐全，我们越能列出患者哪些地方偏离了正常状态，有哪些和健康人不一样的症状表现。理论上，无论患者有多么复杂、奇怪的症状组合，一定有个生理及病理学的状态来对应，这就好比车子出现了奇怪的现象，不管是有怪声、加速不顺、车身抖动等，除非原本设计错误，一定有哪些零件、组装、接合等出了问题，否则不会在毫无问题的情况下出现不正常的现象。

问题来了，修车时常常会遇到不管怎么检查、换零件，车子的怪声、加速不顺、车身抖动等问题就是修不好，因为修车师傅只能从各种检查来推断、猜测问题的根源，即使把所有的零件都拆下来检查，再重新装回去，也不一定能完全断定各个零件组装、接合哪里出了偏差。

而人体比车子复杂多了，可以搜集的数据量很大，从零散的数据反过来推论身体内部的病理状态，就更加困难了。更何况临床看诊时，中医师及患者的时间与精力都有限，不可能问患者上千个问题，或者按压全身每个穴位、骨节等，实际上能有效搜集的数据项是极其有限的，搜集到的资料可能不足以解释病情，没搜集到的资料也不知道该从哪里下手弥补。怎么办呢？

辨证／模式识别

历代有许多大家，提出了不少辨证的方法："六经辨证""脏腑辨证""八纲辨证""五行辨证""气血津液辨证""经络辨证""卫气营血辨证""三焦辨证"……基本上，这些辨证的方法从病因的角度来看症状，认为某一个病因会呈现某一组的症状结合，我们把这个症状结合叫作"证"，譬如"太阳证""四逆汤证""肝气郁结证""火不生土证"等，让医师在看诊时，面对一堆杂乱的症状能有线索可循。这也是我们现在所说的"模式识别"，使用一些默认的模式，提高识别效率。

各种辨证的方法，造就了历史上许多厉害的大家，然而，在现代中医教学及临床上，往往被人误解及乱套用。临床看诊时，医师观察、探掘到患者许多烦琐的症状，模式识别能帮助医师快速思考患者身体内可能有的不同问题。但是，任何模式识别都不能直接定论问题所在，必须回到中医生理及病理层面，探讨哪些病理上的问题会呈现出患者目前整体的症状表现。

审因／中医病理

以下用一个非常简单的例子来说明。譬如患者有脉浮、汗出、怕冷、鼻鸣等外感的症状，而这些症状对应到六经辨证太阳证下的"桂枝汤证"，难道我们就直接给患者开桂枝汤服用吗？不行，我们得先回到病理层面。如果我们通过模式识别，认为可能是"桂枝汤证"，必须从病理上探讨哪些病理问题会有"桂枝汤证"的表现，或许是一般所谓的"表虚""太阳中风"，或许是更复杂的问题。当我们假设患者是某一个病理问题时，得回头探讨：这样的病理问题有没有其他症状？我们是不是在搜集资料、望闻问切时遗漏了什么信息？为什么患者有些症状不是这个病理问题上应该看到的？为什么患者少了一些这个病理问题上应该看到的症状？

同时还要考虑，会不会有好几个不同的"证""模式"都可以对应到患者整体症状表现的一部分？我们原来认定的病理问题，在检查更多数据项后，还是不是最适合解释患者的整体症状表现？"搜集数据""模式识别""中医病理"三个层面必须重复交互探讨，直到我们对诊断出来的病理问题有足够的信心，可以解释患者绝大部分的症状表现，即使各种不同症状看起来是有冲突的，没有一个证能完全对应，甚至许多证都好像有些关联，但从病理上都可以解释得一清二楚。如此，我们才有资格继续往下讨论该如何治疗。

但现代中医教学及临床上往往并非如此，我们拿"半夜频尿"作为例子来说明。许多中医师听到患者抱怨半夜起来小便三四次，便认定其为"肾亏"，直接就开金匮肾气丸给患者。为什么？因为当学校教导学生肾亏这个证的时候，会列出一些常看到的症状，其中一个就是"半夜频尿"，而书本上列了几个常常用来治疗肾亏的药方，金匮肾气丸往往是最普遍、看起来最适用的。这样的临床看诊，不是辨证论治，因为从辨证到论治，必须经过"审因"这个步骤，也就是我们上面提到的探讨中医病理上的问题。

论治／诊断

那正确的看诊思维是怎样的呢？当患者抱怨半夜起来小便三四次时，我们检查患者其他的表现后，或许暂时猜测患者膀胱温度不足、气化不良，导致一直有想小便的下坠感。如果患者真的是膀胱温度不足，那么病理上是什么问题导致膀胱温度不足呢？我们可能觉得是小肠寒冷，那么除了频尿以外，患者有没有其他小肠寒冷可能造成的症状，譬如大便黏腻、排不干净等？如果患者确实有小肠寒冷的可能，那么病理上又是什么问题导致小肠寒冷？是心阳不足，无法移热小肠？是中下焦寒湿重，阻隔心阳下传？是肺阳虚导致心阳无法往下？还是其他什么原因？如果患者有其他心阳不足的症状表现，我们还得再往下追究，是什么原因导致了心阳不足？如果是肝血不足导致了心阳不足，那又是什么原因导致了肝血不足？是脾胃消化吸收不好，营养不足？情志问题让患者睡不好，血不归肝？还是肝实，即肝硬化、肝肿瘤？

换句话说，从一开始简单的"半夜频尿"症状，我们沿着不同的岔路去望闻问切、搜集资料，看看哪一条路比较像是患者病理上的真实原因，"搜集数据""模式识别""中医病理"三个层面重复交互探讨，一步一步辨证及审因，逐渐提高诊断的深度及准确度，直到整个"病理路线图"可以解释患者绝大多数的症状表现，即使有些症状还是不能完全解释清楚，那些不明的症状也不至于影响诊断的大方向。

再举个例子，许多中医教科书及教授带学生看诊时，都会告诉学生，中医把高血压分成"肝阳上亢型""肝肾阴虚型""痰浊内阻型""阴阳两虚型"等几种。"肝阳上亢型"的症状有头晕胀痛、烦躁易怒、目眩耳鸣等；"肝肾阴虚型"的症状有失眠健忘、心悸乏力、腰酸腿软等；"痰浊内阻型"的症状有眩晕头痛、肢体困重、体倦嗜睡等；"阴阳两虚型"的症状有头昏眼花、腰膝无力、下肢浮肿等。同时，这些教科书及教授也会告诉学生，"肝阳上亢型"就服用这个方剂，"肝肾阴虚型"就服用那个方剂等。

学生毕业后看诊时，就开始"连连看"，看看各类型高血压的症状列表里，患者对应了哪几项，是"肝阳上亢型"对应的比较多呢？还是"肝肾阴虚型"对应的比较多？"加权指数"最高的，就变成了诊断的结论，而药方当然也就直接对应出来了。听起来很容易学，但很可惜，这不是真正的中医，通常临床治疗效果也很差。这样的"模式识别"过于粗糙，更不用说在"搜集数据""模式识别""中医病理"三个层面中重复交互探讨、挖掘患者真正的问题所在。

详细辨证及审因后的诊断，还不一定是事实，而只是医师从综合症状下做的假设，认为患者病理上的问题"应该"在哪里，因而会导致患者的各种症状。既然是假设，就有可信度的问题，一般医师遇到单纯的、比较熟悉的小病，诊断的可信度可能比较高；反之，诊断的可信度可能比较低，这一点医师自己要诚实面对。诊断可信度高的病例，或许可以单刀直入；诊断可信度低的病例，就得小心迂回前进。关于这一点，我们就进入了下一个阶段："整体评估"。

整体评估

患者可能有几个病因而导致各种症状。不同的病因，轻重缓急不一样，患者客观与主观上对每个病症的容忍度不一样，医师对每个病因判断的可信度也不一样。譬如，患者可能是癌症晚期，情况还算稳定，但是十天没有排便，那我们是不是该先帮助患者排便？患者是不是受得了攻便的药？或者，患者可能存在心脏衰竭，但也是十天没有排便，那么攻便会不会引起更大的问题？不攻便会不会让心脏衰竭更严重？每一个病例都不一样，都得个案分别讨论，无法一概而论，因此，这个"整体评估"的步骤，临床经验的积累是关键。

不过，还是有些基本准则遵循。譬如，如果患者有好几个不同的病因，不要期待一次全部解决，想一次同时解决好几个不同的病因，往往一个也治不好。又譬如，面对急症、重症时，即使医师对自己的诊断很有把握，也得非常小心，因为病情没有什么空间容忍错误。治疗急症、重症时，要有高度的危机感，除了主要治疗方向外，心里必须有备案，如果病情发展和预测的不同，急转而下时，知道该如何快速稳住局面。当然，治疗急症、重症时，小心归小心，是不能手软的，该使用重药时就得使用，因为医师是在和病情赛跑，错过了时机，再厉害的医术也无法挽救患者。

现实条件：生活习惯和心理因素

如果读者看到这里，觉得临床看诊很困难，那么真实情况会更困难。为什么？因为有其他许多现实因素绑手绑脚，有时会让医师觉得非常可惜，有时则让医师哭笑不得。其中，生活习惯和心理因素是最常被大家拿出来讨论的。举个例子，我有位高血压患者，坚持每天喝六杯咖啡、抽一包烟，怎么样都不肯改，还问我为什么服用中药时血压正常，一停止服用，血压没两个月又飙高了。这个我想不需要解释，稍有点常识的人都可以替我回答。

而心理因素对身体健康的影响，大家早就知道了。中医认为生理和心理是关联的、互动的，心理因素本来就应该包含在"搜集数据""模式识别""中医病理"交替探讨的审因步骤里。这里所指的心理因素是更加延伸的患者心理层面，譬如，患者自以为懂中医，治疗期间还自己加加减减，偷偷服用网上的偏方、秘方，或者觉得药方"开对的话"，服用起来就应该舒舒服服，好像吃八宝粥一样。你越和他解释治病并非如此，他就越疑神疑鬼。遇到这种情况怎么办？

其实可以选择不治疗这样的患者，然而，如果你还是愿意帮助对方，治病的第一步是想办法让患者信服你。譬如先挑一个患者很在意却不难处理的病症下手，这个病症本来可能根本排不上优先处理的名单，但是，一旦你很快帮患者解决问题，患者对你的信赖度就会大增，之后的治疗会容易许多。反过来说，也有许多患者把医生当成"神医"，心里有非常不切实际的期待，好像看到你病就会马上好似的，这个时候你千万不要高兴，因为不切实际的期待很快就会变成失望。一旦患者觉得连"神医"都救不了他，很快就会放弃希望、任病情恶化，治疗起来更加困难。

换句话说，适度调整患者的期待是非常重要的。当然，还有很多其他心理因素，我们不在这里一一讨论。

家属的意见及患者做的西医治疗

另外两个常需要考虑的现实条件是患者家属的意见，以及患者已经做过的、目前正在进行的或短期内会做的西医治疗。

譬如，治疗癌症晚期的老年人时，常会遇到患者家属之间有非常对立的想法，哥哥说爸爸应该靠中医延长生命、活得有尊严，妹妹坚持要爸爸进行手术、化疗、放疗。或许你会觉得，患者相信中医就来看诊，不相信中医就不要看。其实，真实诊疗的背后不是那么单纯、那么容易一分为二的，真实的世界常常是灰色地带。而中西医结合治疗的问题、中西医治疗的冲突等，也存在灰色地带。或许你可以警告患者，再吃一颗西药你就不再给他诊治，然而，这不一定是解决问题最好的办法，至少不是每一个问题都适用。

譬如，服用十几年安眠药的患者来找你帮忙，每天睡觉前"服用安眠药"这个动作本身就对患者有很大的影响，即使服用的安眠药可能根本没有效用，少了这个"服用安眠药"的动作却会让患者紧张到失控，你要他马上停止服用，其实是自找麻烦，让你的治疗更加困难。不如告诉患者暂时继续服用安眠药，但是观察服用中药后，是不是起床时本来那种"好像没有睡"的感觉减轻了、白天精神变好了，让患者知道中药能够帮助他改善睡眠质量。等患者对安眠药的依赖性逐渐移转到中药上，再让患者递减安眠药的剂量，整个治疗的时间可能会缩短许多。当然，也有许多时候得对患者当头棒喝，让他们知道中西医结合治疗只会让病情更糟。总之，不同的患者、不同的家属、不同的疾病、不同的西医治疗，都需要不同的方式来处理。

从"搜集数据""模式识别""中医病理"开始，经过整体评估，再经过现实条件的制约，我们才能从"辨证"到"论治"的阶段，考虑实质上治疗的策略，决定该如何一步一步帮助患者，每一步该使用什么药方，或者使用针灸、外治疗法，还是其他治疗方法。

除了知识应用，还要精通处理人事物的艺术

有些读者或许会觉得，只要把中医知识学精，剩下的那些临床问题没什么大不了。其实，临床医生超过一大半的时间及精力是花在非医疗的部分，而临床治疗的成败也往往落在这个范畴。中医知识的深入理解是必要的，但是单单只有中医知识是不够的。这就好像高科技公司的科技创新，重要性只占公司成败的15%左右，没有正确的策略、运营等，一切都是空谈。

"每个患者都是医生的老师"，如果只研究中医，少了真实临床治疗的反馈，那所谓的中医研究就会如许多人对中医的看法一样，虚无缥缈、纸上谈兵。所以，即使临床医生不想面对这些"烦琐的杂事"，还是得认真面对，一步一步来。临床医学不仅仅是知识的应用，还得兼顾处理人事物的艺术，一半是科学，另一半是艺术，而以临床疗效而言，艺术那一半可能更重要。

读者从前面的讨论中，对中医临床看诊有了基本概念后，就可以开始讨论各种病例及临床治疗故事，一方面可多了解中医的临床效果，另一方面也可以了解更多的中医医理。

中医其实不以西医病名为依据，而是经由望闻问切搜集的资料来辨证论治。不过，大众对西医病名更熟悉，为了方便读者理解，以下多是按照西医的病名来举例。

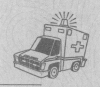

第二章

急性胆囊炎及急性阑尾炎

大家听到急性胆囊炎和急性阑尾炎，大概不会想到中医。患者都已经非常痛了，脸色惨白，蜷曲着身体，全身发冷无力，赶忙直接到医院急诊室求助，匆匆忙忙切除胆囊或阑尾，哪有时间让中医慢慢"调理"！

急性胆囊炎

这次对抗新冠肺炎疫情有一个小插曲。领导中医界对抗疫情的天津中医药大学校长张伯礼院士，抗疫时积劳成疾，造成急性胆囊炎，胆囊手术切除了。手术后，张院士说了一句"名言"："肝胆相照，我把胆留在武汉了。"表明他在武汉抗疫的决心及毅力。然而，许多人因而在网络上说，中医不如西医，连张院士这样重要的中医人物，得了急性胆囊炎，都无法用中医治疗，只能求助于西医手术。

　　许多"老中医"及中医爱好者跳出来辩护，说中医重在预防、"上医治未病"，已经形成胆结石就晚了，该开刀的还是得开刀。但真的是这样吗？

　　其实，中医可以快速治疗急性胆囊炎，临床上我救治过许多急性胆囊炎和急性阑尾炎的患者，其中不少是半夜发作，疼痛不已，被家人送到急诊室，西医确诊为急性胆囊炎或急性阑尾炎后，坚持不开刀切除，等着隔天来诊所以中医方式治疗。而白天发作的患者，在急诊室调度安排手术的时间里，我们就已经把患者病情稳定下来了。

　　来讨论一个最近发生的急性胆囊炎病例。

病例

　　患者，男，45岁。那是个周五的中午，诊所患者一如往常排得紧，诊所前台接到一位老患者的求救电话。下午两点，患者在家人搀扶下勉强拖着疼痛的身体到了诊所，我很快询问了症状并做了检查。以他病情的严重度来说，如果到了西医急诊室，几乎可以确定会立即安排手术切除胆囊。

　　中医急诊，多半会针药并施，加强治疗效果。其中以稳定病情为主，先让病症缓解下来，争取时间治疗根本问题。

症状

患者说他胃胀难受两天了，没有食欲，恶心想吐。周五早上起床，右上腹到胸口突然非常痛，且从腹部痛到背部，痛到蜷曲着身体躺在床上，一下发冷一下发热，全身无力，非常难受。听到这些症状，几乎可以确定是急性胆囊炎及相关的急性病症。虽然诊所行程很紧，本来无法再插入患者，然而据我对这位患者的认识，我知道他的情况一定很严重，不然不会贸然要求插诊。

针灸手法

急性胆囊炎患者常会感到非常痛，因此急诊针灸部分以缓解患者疼痛为主。

针对这位患者的疼痛情况及部位，我下针中脘、天枢、胆石点、梁丘、内庭。取穴的意义很直接，中脘和天枢为近取穴，接近患者腹部疼痛位置。同时，中脘为胃的募穴，也是八大会穴中的腑会，天枢则为大肠的募穴，中脘和天枢并用，以促进消化道功能。梁丘为胃经的郄穴，常在腹部急症时使用；胃经子穴本为厉兑，但该穴在脚趾上，下针太痛，临床常以内庭来代替。子穴通常用来泻该经上刚刚发生不久的实证，搭配郄穴来压制胃经上刚发生不久的急性胀痛，效果良好。而郄穴配上前面的腑会，即"会郄治疗法"，是很经典的针灸治疗方式，以应对内脏急性发炎及疼痛。另外，加上胆石点来针对胆的问题，可以比喻为画龙点睛的选择。胆石点是个经外奇穴①，不在正经②上，而是在阳陵泉下2寸四周找按压酸痛的位置下针。

这里得多解释一下，小肠的第一段为十二指肠，为胆管连接消化道的位置。虽然西医把十二指肠归为小肠的一部分，但十二指肠这一段和小肠其他部位的性质及常见病症不尽相同。而中医从许多临床病例上来看，无论在辨证或治疗上，将这个部位常归于胃。所以，这个病例的针灸"会郄治疗法"，会穴取的是腑会，郄穴取的是胃经的郄穴，而没有选取小肠经的郄穴。当然，我们也可以改选胆经的郄穴，只是之前已经使用了梁丘，就不需另外使用胆经的郄穴外丘了。

这位患者的疼痛非常严重，情况比较紧急，没有足够的时间在诊所立即煮中药汤剂，只能使用中药粉剂。不过很可惜，中药粉剂制造商没有生产我想要的成分，而生药直接打粉服用，和水煮后的性质不一样，许多生药也不适合生服。于是，只好退一步，以"胃苓汤""旋覆代赭石汤""大承气汤"的中药粉剂混合来代替，让患者在留针时服用。

经历半个多小时的急诊处理，患者症状暂时缓解，从极度疼痛变成些许胀痛，可以正常对话及走路了。然而，这只是暂时的对应，患者回家后要立即煮中药汤剂服用，前两天得多服用几次，恢复到一般情况时，一天得服用两次。

---

① 指不归属于十四经（即十二正经加任脉、督脉经穴总合，又称"经穴"），但具有一定名称、固定位置和一定主治作用的腧穴。

② 指十二经脉，左右对称分布于身体两侧，是经络系统的主干、气血运行的主要通路，与脏腑直接联系。

药方解析

我给他开的药方以清肝、清胆、通便为主：柴胡、玉金、黄芩、龙胆草、五倍子、海金沙、旋覆花、代赭石、炙甘草、黄芪、白芍、大黄、厚朴、枳实等。

柴胡、玉金、黄芩、龙胆草，主要是清肝。胆汁由肝脏分泌，胆汁长年分泌不良会导致胆的问题，如同上游河水充满了泥沙及浊物，致使下游的泥沙淤积一般。肝胆互为表里，治疗阳腑胆时，必须兼顾阴脏肝。五倍子和海金沙是常拿来清胆的中药，临床效果良好。

旋覆花和代赭石，简单来说是降胃逆，常常用在胃反酸。清胆时，许多不良的胆汁及污物得清出来，本来应该到十二指肠往下走，然而，当患者躺下睡觉时，胃肠道蠕动不良，幽门也不一定紧闭，胆汁及污物常常会往上进入到胃，让患者很不舒服，中药方得未雨绸缪。

炙甘草用来调和不同中药的药性，而炙过的中药有苦味，有强心作用，中医认为胆囊排放胆汁的力量源头在心脏。黄芪强气，白芍酸收，二者并用有加强胆囊收缩、排放胆汁的功能。大黄利便，让大小肠通顺，而厚朴宽肠道，枳实润肠道，不仅适用于大小肠，也适用于胆管、胰管等。

另外，清胆结石时，也常加滑石、阿胶等。滑石帮助排石，胆结石、肾结石等的中药方中常加滑石；阿胶可以帮助止血，通常是担心结石排出的过程中刮伤管道，导致局部出血。

感到胆结石在分解及移动

当天晚上七点左右，患者反馈情况。他告诉我，下午从诊所回到家里，还没有服用中药汤剂，就已经好很多了。服用一碗中药汤剂后，疼痛完全消失，也顺利排便，他用"感觉又活过来了"来说明他的情况。根据患者自己的形容，喝完一碗中药汤剂后，感到"胆结石在分解及移动"，觉得很神奇。虽然我已经听过不少患者形容，服用中药后有胆结石在分解及移动的感受，实质上是如何、现代西医学该怎么解释，可能需要深入探讨。

如前面提到的，急诊归急诊，想要治疗根源，还是得服用中药汤剂一阵子，把肝胆好好清一清，免得又有胆结石等物形成，再度导致急性胆囊炎。急诊后，这位患者服用上述中药方的加减方四周左右，经过两次复诊检查，情况良好，决定停药，但我特别交代患者不要长时间熬夜，以免肝功能下降，再次导致肝胆问题。另外，因为春天在中医上属于"木"，为"肝的季节"，临床上春天清肝的效果更好，因而建议患者在春天时复诊，服用一些清肝的中药来加强肝功能。

急性阑尾炎

接下来讨论急性阑尾炎的病例。虽然急性阑尾炎和急性胆囊炎是不同的问题，在病症表现上却有很多类似的地方，如腹部剧痛、全身发冷、无力、冒冷汗等。而阑尾炎和胆囊炎都有可能导致腹膜炎，让病情急转而下，治疗上更为棘手。

那天也是周五，傍晚看诊时段结束，我正准备离开诊所回家，诊所同事急急忙忙把我拦下，告诉我有一位患者突然下腹部剧痛，正在赶来诊所的路上，希望我能接待看诊。

病例及症状

患者，女，20多岁。患者在母亲搀扶下进入诊所，手压着右下腹阑尾的位置，四肢冰冷，身体冒冷汗，痛到几乎说不出话来。看她进来的样子，我已经想到可能是急性阑尾炎。我快速做了检查，譬如按阑尾穴等，判断是阑尾炎或大肠前段盲肠出了问题。

针灸手法

和前面急性胆囊炎急诊一样，针药并施，提高治疗效果。

针对这位患者的情况，我先下第一组穴位：阑尾穴、天枢、关元，留针约10分钟，患者感觉疼痛开始减轻。阑尾穴和前面提到的胆石点一样是经外奇穴，不在正经上，位置范围在胆石点往小腿背面移一些，在那附近找按压酸痛的位置，主要是加强阑尾及盲肠的功能。天枢和关元为近取穴，接近患者下腹部疼痛位置，同时也分别是大肠及小肠的募穴，加强肠道蠕动，把积聚在盲肠附近的排泄物往下推送。中药部分，也因为来不及煮中药汤剂，只能给患者服用"大黄牡丹汤"的中药粉剂，虽然不如为患者特定病情专门开的中药方，也还算是不错的应急变通。"大黄牡丹汤"出自《金匮要略》，组成为：大黄、牡丹皮、桃仁、冬瓜仁、芒硝，为泻热破瘀、消肿散结的良方。

接着下第二组穴位：支沟、照海、梁丘、足三里，留针约15分钟，患者疼痛明显减轻，放松很多，也不发冷了。支沟和照海并用，是中医针灸治疗便秘经典的配穴，无论是热性便秘还是寒性便秘，都有一定疗效。梁丘前面提过，为胃经的郄穴，是腹部急症常用穴位；足三里为胃经的合穴，是调理消化道及补气的重要穴位。

两次下针之间，又让患者服用一次中药粉剂，这次改为"赤小豆当归散"加"大承气汤"。"赤小豆当归散"出自《金匮要略》，就只有赤小豆和当归，用来活血、解毒、排脓。严格来说，赤小豆必须使用已经发芽的，但一般中药粉剂可能没有那么讲究。"大承气汤"出自《伤寒论》，组成为大黄、厚朴、枳实、芒硝，为"阳明腑实证"的重要方剂，以通利肠道为主要功能。

急性阑尾炎有可能造成阑尾破裂穿孔而引起腹膜炎，即使患者下腹痛减轻，还是得未雨绸缪，减少盲肠及阑尾内部浊物堆积造成的压力，亦避免阑尾外部发炎化脓，"赤小豆当归散"在临床治疗腹膜炎的效果良好。前前后后，花了半个多小时。患者离开诊所时好了很多，只感到些许疼痛，已能够行走，总算露出了笑容。

药方解析

和急性胆囊炎相比，急性阑尾炎的后续治疗简单许多，不需要花费很多天来清盲肠及阑尾，因此我只给了三副中药，让患者带回煮成汤剂。中药组合为：大黄、厚朴、枳实、牡丹皮、桃仁、赤小豆、当归、炮附子、白术，和在诊所服用的中药粉剂很相似。

大黄利便，厚朴宽肠道，枳实润肠道，牡丹皮和桃仁破血攻瘀，赤小豆解毒排脓，当归活血，并用以预防腹膜炎。这几味药大致是"大黄牡丹汤""大承气汤""赤小豆当归散"的合方加减。比较不一样的地方是加了炮附子和白术，有两个用意：第一是患者本身中下焦寒重，大黄、牡丹皮、桃仁几味中药较寒凉，急诊时服用，对下焦寒没太大影响，但回家连续服用几天，可能会造成患者不适，加炮附子来温热中下焦，减少寒凉药的不良反应；第二是炮附子和白术并用，为"白术附子汤"，体内排脓的效果良好，加强预防肠痈化脓。

患者后来反馈，周六晚上，已完全没有任何不适。三天后，患者到西医院检查，已经没有发炎现象，但根据患者叙述，西医也认定是急性阑尾炎。

阑尾并非退化器官，不能随便切除

这位患者是斯坦福大学医学院的研究员，距离斯坦福大学医院急诊室没多远。在诊所时，我问患者及患者母亲，这么疼，为什么不就近送斯坦福医院急诊室。她们说，如果送到急诊室，肯定要开刀切掉阑尾，她们不愿意手术，毕竟医学研究已证明阑尾并非没有实质用处的退化器官，反而是储存很多消化道所需细菌的部位，不能随便切除。另外，她们也相信中医可以紧急处理急性阑尾炎。虽然知道下班时间从斯坦福大学赶到我的诊所耗时许多，更可能会塞车，即使如此，她们还是坚持要我协助治疗；还提到，幸好在我下班前几分钟留住我，不然真不知道该怎么办。她们对我的信任，让我很感动。

"上医治未病"不是单纯指养生

目前，中医教育在有的地方已经走偏了，导致对急症、重症的临床疗效不佳，不知道检讨改进，反而将中医推向"养生""慢慢调理体质"等方向，中医的精髓都丢失了。许多人更把《黄帝内经》里"上医治未病，中医治欲病，下医治已病"的一段话拿出来，说什么厉害的中医教导大家养生，只有不厉害的中医才治疗严重的疾病。这根本是对古文的误解！

"上医治未病"不是单纯指养生，而是当患者还没有任何病症表现，自己及其他人都察觉不出问题时，"上医"就可以从患者生活方式或非常微小的现象知道这个人未来会出现什么病症，在患者未病时就已经把问题解决了，而不是"上医擅长预防疾病，而不擅长治病"。如果"下医治已病"而"上医不擅长治病"，那么"上医"根本连"下医"都不如，又怎么会是"上医"呢？所以，若一位中医师治不好急性胆囊炎、急性阑尾炎等急症，不要拿"上医治未病"来搪塞，而应该回去好好再学习中医，等急症、重症临床疗效得到肯定后，再来讨论如何学习中医、中医该如何发展等问题。

第三章

子宫大出血

　　子宫大出血是我常处理的急诊病例，它在西医学上有多种诱因，譬如子宫或子宫颈肿瘤、子宫内膜炎、子宫内膜异位症等。因为大量流血很危急，一般情况下，如果24小时内药物或子宫动脉栓塞术等皆无法止血，就得切除子宫，避免因失血而危及生命。

　　然而，很多患者以后想要怀孕生小孩，不愿意切除子宫。即使不打算生小孩的患者，大多数也不希望切除体内器官，造成未来许多健康隐患，因而寻求中医帮忙。没想到，中医的效果又快又好，往往在西医觉得非得切除子宫时，中医竟然可以很快止血。

从药方组合推论病因

　　中医怎么看待及治疗子宫大出血呢？我们换一种方式来讨

论，从经典方剂的中药组合反过来猜测古代医家的想法，并从临床疗效来探讨其正确性。

对应子宫大出血最经典的方剂为《金匮要略》中的"胶艾汤"，原文为"妇人有漏下者，有半产后因续下血不绝者，有妊娠下血者，假令妊娠腹中痛，为胞阻，胶艾汤主之"，它的中药组成以大家熟知的"四物汤"成分当归、川芎、白芍、地黄为基础，加上艾叶、阿胶、甘草，临床子宫止血疗效卓越，却让许多人感到疑惑。

许多人把"四物汤"的功效归为补血，认为女性来月经时不适合服用，以免补太多而经血不止。那么，为什么子宫大出血时反而使用"四物汤"？另外，艾叶常常用来温热子宫，但若子宫已经大出血，温热子宫不会导致出血更多吗？

遇到这样的争议，不同学派的中医往往会引经据典来支持自己的想法。然而，医学是实事求是的实证学问，不是自由讨论的哲学。如同物理学，理论是从真实现象推论而来，当理论和真实现象有落差时，是理论的偏差，没有所谓"每个人看法不一样"。临床医学最需要做的一步，是回归到临床观察的真实结果。既然"胶艾汤"在临床治疗子宫大出血上有明显功效，一致性也很高，从其中药组合来推论，大多数子宫大出血是虚寒引起的，并非如许多中医师误解的有流血就是热证。同时，大量临床观察显示，子宫及子宫颈肿瘤、子宫内膜异位症等，大多源自心阳无法透达小肠，下焦过度寒冷，而这些健康问题导致子宫大出血也就不意外了。

有了这样的认知，回来讨论"胶艾汤"治疗子宫大出血的原理。

治疗子宫大出血的原理

患者本来就虚寒，大出血时血虚更严重，用当归、川芎、地黄来补血、活血。白芍一般用作止腹痛，但多数时候子宫大出血并未伴随腹痛，故白芍的重点为酸收，而甘草缓急，艾叶则温热子宫。

一般认为阿胶补血，这个理解没有错，不过阿胶补血的功能在于"内收"，譬如"黄连阿胶汤"就用阿胶来补心血，而不是使用"四物汤"来补血，因为阿胶有内收的作用，加上鸡蛋黄为引药入心，二者并用时，用来补足所谓"心藏神"的功能。阿胶重用时可以止血，这点广为人知，其实就是重用阿胶内收的功能，而"胶艾汤"中最主要的中药材正是阿胶，因此阿胶的质量非常重要。

如果阿胶的质量不好，混杂了许多添加物，治疗子宫大出血的效果将大打折扣。我就遇过好几次远程治疗的患者在当地自己抓药，阿胶质量不佳，导致服药后迟迟无法止血。我要求患者换用质量有保障的阿胶，服药后出血问题很快就解决了。

在正确的基础下延伸变化

如果我们的反向推论正确，应该就可以"胶艾汤"为基础再往前推进。譬如，既然白芍的重点为酸收，若加重白芍剂量，是不是就能更快止住子宫大出血？加吴茱萸来温肝、温子宫，疗效是不是更佳？而"胶艾汤"中的甘草是为了缓急，如果把甘草改为炙甘草，苦味入心，维持了甘草的主要作用，又额外增强心阳以透达小肠，间接温热子宫，是不是也可以提高疗效？临床实验证明，我们的延伸推测是对的。

此外，还可以做变化，比如加升麻来提升中气，而当患者下焦寒湿很重时，考虑加炮附子来温热下焦，加白术祛湿等。换句话说，我们研究中医经典时，不仅仅是从病情描述考虑中药方剂，更要从各个方剂的中药组合反推病情背后的病因，以及深入体会每一味中药材的作用及意义，知道中医经典中每一个方剂要教导我们什么，才能融会贯通，有完整的思路，而不是停留在死背方剂、症状比对、"套招"等初学者的阶段。

第四章

乳房肿块

上一章讨论到子宫大出血，顺理成章，本章讨论中医对妇科的作用机制及治疗乳房肿块的病例。

中医对妇科有一个基本的"黑盒子"模型，虽然听起来很简单，在临床看诊上却十分有用，从这个模型的思维可以得到很多治病启发。

妇科生理模型

中医认为，女人的乳汁在乳房内慢慢累积充盈，到了月经周期中间（大约对应现代医学的排卵期），心阳的动力会推动乳汁沿着任脉和冲脉下行到子宫。子宫位于小肠和膀胱之间，接受小肠散出的热，并接受肝脏的血，而将白色的乳汁转化成红色的经血。当经血累积足够时，子宫就像水坝蓄水到满位时必须泄洪，让经血从体内排放出来。经血排尽后，乳汁又开始在乳房内累积，整个周期又重新开始。这样简单的模型，可以解释许多妇科疾病的治疗方法，从月经周期太长、月经周期太短、月经周期不规律、经痛、经血过多、经血过少、乳房肿块到经前脸上长满青春痘等。

乳汁在乳房中累积充盈，心阳开始将其往下压送时，有许多情况会让这个过程进行得不顺利，譬如心阳不够强、下行的力量不足，也可能中焦寒湿重或者下焦有瘀血，造成下行的阻力等。乳汁长期下行不顺畅，一小部分陈旧的乳汁会停留在乳房内，逐渐导致乳房病变。

这样的解释，或许在现代医学理论上听起来荒诞无理，然而临床实证显示，治疗乳房肿块不仅仅要清乳房，更需要强心阳、除中下焦寒湿血瘀等，把上述整个"黑盒子"模型考虑进去，才能真正治好乳房肿块。

以下这个乳房肿块病例，不是我看过最复杂难治的，但因为是我早期碰到的病例，令我印象深刻。

病例

患者，女，30岁左右。患者自幼胸部两侧有副乳，20多岁时，右乳两个部位有增生组织，寻求西医治疗，手术把增生组织切除后，治疗效果不好，没多久又出现囊肿及增生组织，改服中药，效果不好。后来左乳也发现有囊肿，其中一个肿块开始有脓血流出。第一次来就诊时，左右乳都有好几个肿块，左乳流脓发臭。患者说，身体不适或用力时，乳房内的硬块会痛，夏天情况好转，冬天会加重。另外，患者疲倦时或天黑以后，心情会因不舒服而感到烦闷。

症状

中医看诊讲究望闻问切，以便搜集患者各方面的信息，此处稍微提一下重点，让读者有些概念。

这位患者很怕冷，手脚冰冷，自述在老家东北时，天气很冷，却没有办法一直穿着厚重的衣服，那时候身体冻坏了。平时没有运动习惯，也不太出汗，只有做家事时会出微汗。晚上十一二点睡，两三个小时后会醒来一会儿，早上起床时觉得累，没有睡饱的感觉。胃口还算正常，喜欢吃酸味和甜味的食物，但常感到口苦。患者不觉得口渴，却喜欢一直喝热水。每天排便，成形，却偶尔偏绿。小便略频繁，一个多小时一次，淡黄色，无臭味或泡沫。经期本来25天左右，最近缩短了一些，血色鲜红、量多、有血块，无经期综合征表现。舌头略胖大，有齿痕，苔白。脉略数，左脉大于右脉，尺脉沉弱细无力，肝脉略大。

这些看似杂乱的表现，一般人看不出什么头绪，对中医师来说都是有用的线索。中医师看诊好像福尔摩斯办案一般，从蛛丝马迹一步一步探索内情。

药方解析

初诊开的中药方为：生附子、干姜、炙甘草、桂枝、黄芪、牡蛎、瓦楞子、炒麦芽、柴胡、茯苓、防己、川芎、丹皮。

患者心阳不足，寒重，生附子为强心要药。生附子、干姜、炙甘草为知名的"四逆汤"，取名为"四逆"，意指手脚四肢寒冷严重，冷到手肘及膝盖。桂枝行阳，黄芪补气、行气。

牡蛎味咸软坚，质重下行，为攻乳房硬块的要药，搭配清乳房的瓦楞子和炒麦芽，是我常用来治疗乳房肿块的中药组合之一。乳房属于三焦系统，柴胡可引药入三焦，茯苓和防己通利三焦，川芎和丹皮则活血化瘀。

生附子有毒吗

这里要特意提一下，使用生附子在中国大陆及美国都是合法的，国家中医药管理局列出了临床建议使用的剂量范围，美国食品药品监督管理局（FDA）以"谨慎使用"来提醒使用者，但都没有禁止使用生附子。很可惜，台湾地区把生附子当作毒药，明文规定不合法。

生附子真的有毒吗？有许多药物研究机构做过各种化学分析，结论是，完全没有煮过的生附子含有乌头碱，有很强的毒性，直接服用可能导致死亡。沸水煮生附子60分钟，其毒性将大大下降，以一般临床治疗用量而言，通常不会产生什么危险。沸水煮生附子90分钟，其毒性更低，可视为无毒。

中医使用生附子或炮附子，从来都不是"生吃"，都是高温水煮1小时以上，成为中药汤剂来服用。管理中药材的人员不明就里，许多中医师也跟着"起哄"，枉费了生附子这味重要的中药材。

随季节调整用药方向

患者服用中药汤剂十天后复诊，开始有些反应了。左侧副乳处半厘米大小的小硬块已经不见了。乳腺增生有往乳头方向移动的趋势，睡眠比较好，做梦。我维持同样的中药方，加了炒酸枣仁、远志、龙骨，让患者睡得更沉一些。

患者约三周后复诊，左右乳房硬块变软、变小。虽然手脚还是偏冷，但可以正常流汗，睡眠也更安稳了，梦减少许多，早上起床不累了，舌根的白厚苔退了许多，脉仍弱，但比较平缓稳定。基本上，药方还是维持同样的大方向，略做加减及调整剂量。

约四周后复诊，这段日子正好是新年前后，加州的天气变得很冷。患者最近一次月经血块明显增多，乳腺增生好转，硬块变小了。提重物时，两胁肋会痛，左手无力，左肩背痛。易心惊，下巴长了一些痘，偶尔右脚冷左脚热，动的时候身体会热，静下来时又会觉得冷。舌苔大幅减少，舌头显得干、色淡。天气冷时，心脏负担增加，心阳下行更加不顺畅。中药汤剂强心时，部分心阳反逆而上，常常看到所谓的"上火"现象，脸上长痘、口干舌燥等，因而冬天不是治疗心脏问题的好时机，清乳房的进度也会受影响。

又过了四周复诊，果然如之前判断的，治疗反应变差，乳房硬块没有太大改变，晚上及提重物时仍感疼痛。上午九点到中午，身体会觉得冷，午餐后恢复正常。不过，每天可以睡足8小时，心情也好了很多。这个时候，我们把中药汤剂减弱，改攻为守，等天气转热再来进攻。药方改为：牡蛎、瓦楞子、炒麦芽、生半夏、生姜、黄芪、人参、炙甘草、红枣、柴胡、茯苓、防己。加生半夏的用意在去水饮、痰饮，加强通利三焦水道的作用。

本来患者应该一个月内复诊，因外出两个月后才来复诊。那个时候已经四月初了，加州早已春暖花开，我们重新开始赶进度。不过，一方面天气热了，即将进入夏天，治疗心脏疾病变得容易些；另一方面，患者的寒象明显减少，因而不需要用到生附子这味重药，而以调整桂枝、炙甘草的剂量来强心。中药汤剂为：当归、桂枝、炙甘草、红枣、通草、黄芪、防己、茯苓、柴胡、玉金、龙骨、牡蛎、瓦楞子、炒麦芽、川芎、丹皮。

乳房肿块消失了

两周后复诊，这次的反应让我很惊讶。患者说月经正好来了，这次月经来的前三天，突然觉得整个乳房内的肿块在往下掉，没多久，左右乳的肿块都消失了，同时月经也来了。精神比以前好很多，睡眠质量也很好。说真的，当时我也觉得不可思议，虽然倪海厦老师说过类似情况，在医理上也可以解释，但真的看到了这样的快速变化，还是很难相信、很震撼的。之后的数年内，我治疗乳房肿块的病例多了许多，但大部分都是慢慢改变。不过，数十个病例中仍会遇到一个像这样快速变化的病例。

这么多年下来，这位患者及她的家人一直在我的诊所看病，偶尔会来看感冒或其他小问题，也就有机会持续追踪病情。患者的乳房肿块消失一年后，做了乳房B超检查，西医找不出肿块，甚至也没发现增生，根本想不到患者之前的乳房肿块已经流脓发臭。

第二年的冬天，患者手脚又变得很冷，偶尔感觉乳房不通畅、怪怪的，我让她再服用类似以前的中药汤剂两三周，情况就又好转了。因此每年冬天，患者手脚再度变冰冷时，会主动复诊，服用一些中药汤剂来维持心脏及乳房的健康。到目前为止，情况仍良好。

第五章

癫痫

癫痫，也是大家认为西医治不好的一个病症，中医怎么可能治得好？其实，临床上我治好过很多癫痫患者，许多都是西医束手无策，中医治疗却快速有效。

以下这个病例是一个很好的对比。

病例

患者是一位华裔小女孩，出生11个月时，突然两脚抽搐，每二三十秒抽动一次，连续40分钟。父母赶紧送急诊，但是到了医院，症状消失，西医检查不出任何问题，无法做治疗，只好请他们回家。后来的两三年中，又发生过好几次类似情况，但程度加重，手脚皆抽搐、无力，且患者无法控制手脚，也无法站立，有时全身紧绷。患者父母表示，通常在发作前几天，都会有类似感冒的症状，然后伴有癫痫发作。

症状

患者4岁半时，感冒、发热，又开始出现不自主的运动障碍及癫痫，但是，情况变得严重许多。患者不自主地流口水，说话困难，无法控制手脚，同时伴随其他癫痫表现。父母赶紧将其送到加州小儿科最权威的斯坦福大学露西尔·帕卡德儿童医院（Lucile Packard Children's Hospital）。经过医生检查会诊，确定左脑有不规则的电流反应，但是并不知道为什么会如此。决定给这位小患者服用压制脑神经放电的药物，希望能减少癫痫发作。不过，他们明确指出，这些药物会让患者学习迟缓，同时也无法根治！

这位小患者服药两个多月，病情时好时坏，依然不定时癫痫发作，不自主地出现手脚、颈部、脸嘴无力及失控，医生除了加大药物剂量外，没有更好的办法。孩子父母觉得孩子情况越来越差，非常着急，这时候，他们正好在广播上听到我讨论一个癫痫治疗病例，觉得讲得有道理，便决定试试中药治疗。

药方解析

中医认为癫痫的主要原因是痰饮入血脉、经络及脑，通常脾虚的人不易化湿、祛痰饮，因而临床上治疗癫痫，很多都以健脾、利水、祛痰为主。

这位小患者三月下旬初诊的中药汤剂即以健脾的"小建中汤"及利水的"五苓散"为主：桂枝、白芍、炙甘草、红枣、生姜、白术、茯苓、猪苓、泽泻、麦芽糖。另外，加生半夏、陈皮祛痰饮，葛根作为药引。

患者服用中药后，胃口变好，大便量增加，气色好转，决定停止服用所有抗癫痫西药。三月底有一次手抖了10分钟，随后睡着了，醒来没有继续发作。两天后，又有一次舌头抖动1小时，又过了两天的晚上，手抖了3小时，症状都比服用中药前减轻许多。四月初复诊，我维持前方，仅加重白芍的剂量。

四月下旬复诊，这两三周来只发作一次，左手抖45分钟，但患者仍可以控制左手。学校老师说患者学习能力增强，手指细微控制能力有所提升。患者整体状况明显改善。

四月底发生了一个插曲。患者感冒了，有些咳嗽，身体平衡有点失调无力。凌晨四点发热到38.5℃，患者父母自行给患者服用退热药泰诺。早上七点，患者双手及嘴唇开始抖动，父母自己做主，又给患者服用了抗癫痫的西药一次。患者入睡3小时，上午十一点醒来，体温降到37℃。患者父母表示，患者恢复得比以前快很多，类似情况以前醒来后会再次癫痫发作，几乎都得送急诊才能平静下来。当天下午，他们赶紧来诊所复诊，我告诉他们，感冒时脾虚会加重，确实可能再度诱发癫痫，不过如果患者没有服用泰诺，这次并不一定会发作，即使发作，也会更轻。而这次看诊，因为患者感冒，得先处理感冒，癫痫治疗部分先暂停，改用中药粉剂治疗感冒，不需要使用中药汤剂。

一周后复诊，感冒基本好了，只偶尔清清喉咙的一两下轻短咳嗽，晚上睡得很好，没有运动障碍及癫痫症状，整体情况良好。接着我们继续治疗癫痫。

除了原本的中药组合外，因为考虑到患者感冒刚好，比较虚弱，多加了几味中药：酸枣仁、黄芪、升麻、人参。服用一周后，患者情况良好，停止服用中药。

快速好转，癫痫症状消失

之后几个月，随访发现患者情况良好，没有服用任何西药，也没有发作过癫痫，患者父母非常高兴。患者是不是百分之百好了，这倒不一定，下一次感冒或出现其他健康问题时，原来的症状可能还会出现。但是，这位小患者的身体一直在改善，即使下一次癫痫发作，应该会轻很多，也会很快恢复。

斯坦福大学医院一直没有找出患者发病的原因，打算安排患者六月时住院一个月，结果还不到六月，患者已经好了。

斯坦福大学的医生们得知患者接受中医治疗后，非常不以为然，即使看到患者快速好转，还是告诉患者父母："你们连那些树枝树叶里有什么东西都不知道，还拿给孩子服用？"我很想反问："你们连患者为什么癫痫发作都不知道，竟然还给患者服用会造成学习迟缓、对脑部发育有影响的药物？！"

后来，这些西医医生还是挺专业的，他们仔细检查患者情况，也认同患者已经没有癫痫症状，脑部也没有异常放电了，同意患者停止服用西药，也取消本来安排的住院观察计划。如果他们愿意放下成见讨论，我很乐意详细解释中医如何看待这个病，如何可以快速有效地治疗，也很乐意说明我用每一样"树枝树叶"的理由！毕竟，目前西医治疗癫痫的效果不佳，如果他们可以从中医里得到一些好的治疗方法，对许多患者是非常有帮助的。

第六章

抽动—秽语综合征

提到癫痫，就非得提到有些相似却不一样的抽动—秽语综合征（妥瑞症）。虽然西医对该症只能压制，无法治愈，中医却能有效治疗。目前我遇到的患者，从学龄前儿童到高中生，病情几乎都在几周内得到有效控制。

症状

抽动—秽语综合征是什么？这是一种不自主的重复性动作或发音（譬如甩头、眨眼、敲东西、发出怪声、骂脏话、大叫等）的病症，有研究认为是遗传性的脑神经疾病，或是大脑对多巴胺的不正常反应，也有研究认为是大脑皮层病变。目前西医没有明确的解释，也没有良好的治疗办法，只能期望患者长大后，病症可以慢慢自行减轻。

虽然患抽动—秽语综合征并不会有生命危险，也不会攻击其他人，却会给患者带来很多困扰。譬如我有一位病患，小学五年级，会时不时不自主地骂脏话、比中指，不知道他病情的老师及同学会因觉得受到侮辱而非常生气；另一位高中生病患，上课时会大叫，还好老师、同学已经习惯了，就让他坐在教室最后面，当他大叫时，就当作是教室外面的噪声。美国还有人把抽动—秽语综合征患者的故事拍成电影，从他小时候被人误解、戏弄，长大当上老师被大家排挤、被家长要求开除换人，直到后来慢慢被人理解，加上自己的努力，最终成为一位受人爱戴的老师。

简言之，如果一个人从来不知道有抽动—秽语综合征这种疾病，很可能会认为患者是癫痫发作、有精神病、智力不足，或者是行为不检点的人。这绝对是个误解，刚刚提到的那位上课大叫的高中生，成绩非常优异，他不大叫时，你会觉得他是位彬彬有礼的少年。

中医这样看抽动—秽语综合征

中医怎么看待及治疗抽动—秽语综合征呢？前面提到抽动—秽语综合征的表现和癫痫有相似的地方，中医从外在综合症状推导内在问题根源，既然它的外在表现和癫痫有相似处，那不难猜测是不是也和脾虚不易化湿、痰饮入血脉及大脑有关呢？没错，临床上看到的病患，大多有饮食不正常或脾虚的情况，健脾、祛湿、祛痰一样为治疗的主轴，不过，有另外一个大方向也得考虑。

身体各部位抖动、症状在身体不同部位发作等，中医称为"风动"。《黄帝内经》解释"诸风掉眩，皆属于肝"，"风动"不一定都是肝的问题，但绝大多数都和肝有关。在抽动—秽语综合征临床诊断上，很多患者都有肝血不足的表现。成人肝血不足时，往往感到疲惫；儿童及青少年肝血不足时，反而容易有躁动现象，好像汽车冷却水不足导致引擎过热一般。

药方解析

治疗抽动—秽语综合征，我最常使用的基本方向为健脾的"小建中汤"，搭配引血归肝、安神清热的"酸枣仁汤"：桂枝、白芍、炙甘草、红枣、生姜、麦芽糖、酸枣仁、川芎、知母、茯苓。再针对患者特有的情况来加减，譬如便秘的患者得通便，便秘会加重肝解毒，往往使病情加重。

那位上课大叫的高中生，服用三周中药汤剂后，他妈妈告诉我，患者已经不会在上课时大叫了；只有偶尔压力过大或熬夜多天后，会有短时间的症状表现，但都很轻微，旁人不一定会注意到。

第七章

注意缺陷与多动障碍

一些西医研究表示，注意缺陷与多动障碍（ADHD），也就是人们常说的"多动症"，和抽动—秽语综合征在基因上有关联。有趣的是，我们常常用和抽动—秽语综合征相同的思维及方式来治疗注意缺陷与多动障碍。

病例

患者，女，混血，14岁，身高很高，非常瘦，几年前西医已经确诊为注意缺陷与多动障碍，服用不同精神科西药6年。

症状

那年暑假刚开始，六月下旬，患者母亲带她来诊所就诊，主要症状为上学时注意力无法集中，喜欢与虚构卡通人物对话，不上学时却特别兴奋；不敢自己在收银台点餐或结账，也不敢在人面前表现；每个月约有一次自杀倾向。患者自觉温暖，手脚和身体摸起来却是冰冷的；平时晚上十点半上床睡觉，得到十二点多才睡着，且半夜一两点又会醒来；即使起得晚，起床还是没精神。患者水喝得不多，小便很少、呈褐色，消化不良，平均三天才大便一次。

药方解析

患者的问题有些复杂，却不愿意服用中药汤剂，好说歹说，才勉强答应服用中药粉剂"酸枣仁汤"和"小建中汤"加减。服用中药第一周，患者胃口变得好多了，体重有所增加，睡眠情况好很多。可能因为是暑假不用上课，心情愉快，只偶尔生气，但依然处于比较亢奋的状态。患者母亲决定停止所有西药。

接下来的两个月，治疗的基本方向没有改变，我针对患者当时的情况做了加减，额外用过"甘麦大枣汤""炙甘草汤"和六味地黄丸等，患者还是只愿意服用中药粉剂。其间胃口一直不错，体重稳定增加，不像以前那么瘦弱，开始会自己主动喝水，尿液增加。本来睡眠已经改善许多，但正值奥运会，患者很喜欢看现场直播，拖到半夜两三点才睡，睡到早上十一二点才起床，情绪开始有些不稳定，但整体情况仍然改善很多。

走出多年注意缺陷与多动障碍阴影

患者本来被要求转去念特殊教育学校，但患者母亲不愿意患者去念特殊学校，认为孩子能念一般中学。看到患者暑假期间中医治疗反应很好，九月初带患者回西医院，重新评估诊断，西医专家会诊后一致认为患者症状好转，不再需要任何西药。也因此患者可以继续念一般中学，不需要去念特殊学校，患者母亲非常高兴。我们让患者多服用中药几周，巩固疗效后也停止服用中药。

后来的几年内，断断续续有患者的消息，情况良好，不再有注意缺陷与多动障碍现象。不过，患者正值青春期，偶尔心情起伏大，还好母女感情很好，可以跟母亲聊天诉苦。患者上大学前的那个暑假特意来诊所，一方面在搬离加州前和我打声招呼，另一方面也复查一下身体状况。我看到一位亭亭玉立的少女走出疾病阴影后的转变与成长，心里挺替患者感到高兴的。

第八章

抑郁症、焦虑症及自杀倾向

现代社会来自各方面的压力很多，加上变化迅速，未来的不确定性增加，让很多人得了抑郁症。轻者会想哭、半夜惊醒、心悸、对人生感到无力等；重者会有自杀倾向，甚至真的尝试自杀。

病例

患者，男，55岁左右，有段心酸的往事。患者父亲是位成功的企业家，拥有一家规模不小的公司，希望培养他成为接班人，但他那时对人生充满理想，坚决不加入父亲的公司，自己在外面创业，期待成为比父亲更成功的企业家。

世事难料，患者几次创业都没有成功，而一次一次的闯荡已经耗掉患者二十多年的时光，年轻时的意气风发不再，身体状态却每况愈下。

症状

九年前，患者开始出现抑郁表现，满脑子充满负面想法，想自杀，有好几次真的详细计划自杀的方法。九年来一直服用抗抑郁药及安眠药，然而病情并无好转，每次心情低落会持续好几天。病情约一年前开始加重，说话变得很缓慢，有气无力，对什么事都提不起劲儿；半夜不肯睡觉，非得搞到两三点才睡；白天喜欢一个人躲在阴暗的房间里，或者把办公室的灯光调得极暗，不愿意去太阳下走走。患者高中时就开始抽烟，现在抽得更凶，每天至少抽十根。

患者商务出差时前来就诊，我仔细望闻问切，检查患者各方面的情况，认为患者抑郁症的主要原因是肺阳不足。在中医理论里，"肺主忧""肺藏魄"，肺阳不足的人容易有抑郁倾向，而肺不藏魄时，喜欢躲在黑暗处。同时，患者久病，心阳、肾阳也跟着不足，病情变得复杂。

药方解析

我帮他开的中药方为：浮小麦、炙甘草、红枣、麻黄、干姜、麦门冬、杏仁、生半夏、人参、巴戟天、阳起石、补骨脂、泽泻。

浮小麦、炙甘草、红枣是有名的"甘麦大枣汤"，《金匮要略》的原文为"妇人脏躁，喜悲伤欲哭，象如神灵所作，数欠伸，甘麦大枣汤主之"，这里也重用炙甘草来补心阳。

麻黄宣肺发阳，干姜强胸阳。患者肺久病必虚，麦门冬、杏仁补肺津液，生半夏祛痰饮，人参补气，巴戟天、阳起石、补骨脂补肾阳，搭配泽泻补泻兼顾。

完全摆脱抑郁症

患者服药第一天就睡得很好，自述以前商务出差时，没有一次睡得好，远比平时更差。服用中药两三周后，患者说话变得洪亮有力，负面想法减少，第一次觉得有希望摆脱九年来的痛苦。患者回家后，服用完诊所开的中药，我推荐他就近找一位倪海厦老师的学生接着看诊治疗。患者半年后又来美国出差，特别告诉我，他已完全摆脱抑郁症，不再需要服用任何药了。

接下来讨论另一个很不一样的病例。

病例及症状

患者，男，50岁左右，硅谷的工程师。患者初诊时告诉我，新冠肺炎疫情爆发后，他不知道为什么很紧张、很担心，白天会突然心慌、心跳加快、莫名恐惧等，晚上很难入睡，要拖好几个小时才能睡着；即使睡着，没多久就会惊醒，醒时会非常害怕、心慌、心跳加快等。患者看了西医，医生认为他有焦虑症及失眠，开了抗焦虑症的西药及安眠药，他觉得效果有限。这样的情况已经持续好几个月了，患者深感苦恼。

药方解析

　　患者在朋友的大力推荐下前来就诊，我仔细望闻问切，与患者讨论许久，认为得先解决他的睡眠问题，毕竟一个人长期睡不好，不但身体状态很难改善，对心理也会产生很大伤害。因而，前几周以两种药方交替来改善患者入睡问题，同时稳定情绪。患者的服药反应不错，没多久就把抗焦虑症的西药及安眠药停了，白天情况良好，焦虑症没有发作，入睡好些（但仍需要一个多小时才能睡着），睡得比较久、比较沉，不过半夜还是会惊醒，之后焦虑症会发作，感到心慌、心跳加快、恐惧等。

　　正当我思考该如何往前推进时，患者突然告诉我，这几个月"居家避疫"，运动量大减，却吃得很多，最近老是觉得胃胀、反胃、不舒服。其实，第一次看诊时，我已经告诉患者，他肝脏有问题，胆汁分泌一定不会好，有可能会有胆囊、胆管的问题，自己得注意饮食。既然患者觉得焦虑症及失眠好了不少，于是又将主要任务放在肝胆克脾胃上。直接清肝清胆，药方和治疗胆结石、胆囊炎有很多相同的地方。

患者是医生的老师

　　两周后复诊，患者说胃胀、反胃等症状好了。我告诉他还得多服用两周清肝清胆的药，让胆囊和胆管维持在比较好的状态。然而有趣的是，患者说这次服药几天后，焦虑症和失眠全好了，白天没有发作过，晚上入睡良好，可以一觉到天亮，中间不会惊醒，也未出现惊醒后的恐惧、心慌、心跳加快等现象。虽然以患者的情况而言，清肝清胆确实多多少少会改善他的焦虑症及失眠，但如果他两周前没有抱怨胃胀、反胃，我不会考虑用这样的方式继续治疗，更不确定能不能在一周内完全"收尾"。他的反馈让我眼睛一亮，重新思考许多问题。

患者是医生的老师，医生虚心倾听患者的反馈，是医术精进的一大助力！

第九章

失眠

　　良好且充足的睡眠很重要。大家都听过西医研究说人平均得睡8小时，而现在中医知识慢慢普及了，很多人也听说过晚上十一点到凌晨三点是胆经和肝经的时间，一定得好好睡觉，身体才会健康。

　　没错，这不仅仅是中医的说法，现在的西医研究也发现，人体受生物钟调控，非得在半夜这段时间处于睡眠状态，肝脏才能有效处理代谢废物，进行正常的生理功能。而美国农业部经过十多年的研究，指出人体内胆固醇过高等现象，和我们每天吃高胆固醇食物关联不大。以前认为一天不能吃超过2个蛋，现在认为这一限制不太合理。临床上，我们也常常看到患者很瘦，吃素、吃得很清淡，却有严重的脂肪肝，为什么？因为不好好睡觉！

　　失眠问题在各年龄层都可能发生，也代表着不同的身体警讯。睡不好觉有许多不同情况，有的人入睡困难，上床后思绪不断，全无睡意，要拖一两小时才能睡着；有的人入睡没问题，躺下就睡着了，可是睡两三小时就醒，有时可以再入睡，有时无法；有的人浅眠，容易惊醒；有的人前半夜没问题，可是凌晨四五点就醒来，没睡饱却也无法再睡；有的人感觉睡得很好，睡眠时间也很长，可是起床后就是没精神；有的人混杂前面几种情况，也有人整夜都没有办法睡觉。对于这些不同表现，在中医生理及病理学上都有不同的解释，并不像西医治疗那样，无论哪种失眠都是让患者服用安眠药。

病例及症状

患者，女，54岁。第一次前来就诊时气色非常差，人很憔悴。患者说她睡眠不好已经十年了，最近这一年变得特别严重，每晚得躺在床上两三个小时，听音乐才能勉强入睡，但入睡不深，两小时左右就醒来，无法再入睡。白天很累，但怎么也睡不着。患者表现出焦虑、不耐烦、容易生气，而且有偏头痛、头晕，躺下来休息也无法缓解。另外，患者常年鼻塞，呼吸不畅，冬天感冒会很严重，需要很长时间才能康复。这几年嗅觉明显下降，手脚冰冷。半年前停经，现在偶尔有更年期潮热现象。贫血多年，血压略偏高。

说真的，人几天没睡好，就已经非常难受，心情、脾气会变得很差，长期没睡好，状态可想而知。我一面听患者陈述，一面检查她的身体。患者瞳孔很小，照光反应很差，提示肾阳不足；肝区远大过脾区，二者都很平淡，没什么纹路，提示肝血很虚，肝脾相互拖累；舌头偏红、无苔，提示心阳反逆向上等。

药方解析

这位患者有些热象，本来我想一开始就使用石膏，但是担心她身体太虚弱，反而让她胃口更差，所以决定先做一些准备动作，让她的身体能够慢慢适应。

第一周我使用了浮小麦、炙甘草、红枣、酸枣仁、川芎、茯苓、知母、龙骨、牡蛎、柴胡、玉金、远志、黄芪、当归、生地、白芍、丹皮、桃仁、三七。使用的中药种类有点多，主要是想看看患者对中药组合的反应。临床用药不仅仅是治病，也是探索患者内在问题的方法。

一周后复诊，患者入睡容易了，在较短时间内就能入睡，但半夜两点左右仍会醒来，无法再入睡。早上头痛有所缓解，鼻塞依然严重。我告诉患者，我们还在做准备，先不要急着看是不是睡得好一些，免得压力大，反而睡眠更差。

这一周我加强通鼻窍，使用了浮小麦、炙甘草、红枣、酸枣仁、川芎、茯苓、知母、远志、桂枝、白术、葛根、白芷、辛夷、菖蒲、苍术。

又一周后复诊，这次检查患者，觉得患者脉象、舌象及其他方面都有进步，可以开始使用寒凉的石膏去上焦的虚热了，于是我改用了石膏、知母、炙甘草、浮小麦、红枣、酸枣仁、川芎、茯苓、远志、柴胡、玉金、龙骨、牡蛎、吴茱萸、人参、生地。

看病不能急

又过了一周，患者复诊，我刚走进诊所，就看到患者气色好很多，已经猜到她睡得不错。果然，患者表示这一周入睡好很多，晚上十点半上床，不需要像以前一样得听音乐，30分钟左右即可入睡，到凌晨四五点才会醒，睡眠品质不错。患者很高兴，十多年的失眠，通过三周的调理，虽然还没有达到完美的睡眠，总算看到了曙光！

我讨论这个病例的目的，是告诉大家看病不要急，就像打仗一样，得先布局，按部就班进行，同时观察患者的反应，进行适当修正。如果这个患者一开始就服用石膏等寒凉药物，身体可能会不适应，治疗效果很可能不佳。这会让患者失去信心，也可能让患者病情加重。

不过，这也需要患者相信医生。在这位患者来就诊的半年多前，另一位30多岁的女士来看失眠。依据她的情况，我告诉她，刚开始服用中药的第一周有可能会睡得更差，但很快就会好转。我特意询问她能否接受，患者表示理解，没有问题。结果不到两天，这位患者只服用了一副中药就打电话到诊所，说她服用中药后的两晚睡得更不好，认为治疗无效，坚持要退掉剩下的中药！

这样的患者有他们自己的问题。譬如这位女士，第一次来就诊时就表示已经看过十多位中西医，没有一个有效。我们不去评论她看过的医生们的功力，但像她这样的看病态度与方式，是没有医生能帮得上忙的。而她越是如此，睡眠就越差，越无法相信医生，也就越焦虑。这是一个恶性循环。我见到这位患者时，她已经有严重的焦虑症。"格局决定结局，态度决定高度"，找医生看诊也一样！

再讨论另一个失眠病例。遇到睡眠不佳的患者，许多中医师都会想到"心不藏神""阴虚有热""肝气郁结""心肾不交""脾湿阳虚"等，对应各种不同的失眠表现。然而，如同之前讨论的，中医并不是症状和药方的"连连看"，而是要根据望闻问切搜集的资料，来推测患者身体内部的问题，除了一些小毛病之外，往往不是那么单纯与直接。

病例及症状

这位失眠患者的细节不多提了，直接进入病因。

这位女患者年轻时得过乳腺炎，现在乳房有肿块，月经快来前，乳房会非常痛。同时患者也提到，月经来的时候及刚结束的那几天，睡眠质量会稍微好一些。前面说到乳房肿块时，讨论过心阳将乳汁向下推送至子宫，转化为经血；心阳弱时，向下推送的力道不足，便会潴留而逐渐形成乳房病变。反过来说，乳房有病变，心阳受到阻隔而无法顺利下行，会造成心阳反逆，往头部走，往往就会出现睡眠不佳的症状。

这是一个恶性循环：睡眠不佳时，肝血无法顺利归肝，肝脏无法让血液内的有效物质及能量重生，造成血虚；而血虚造成心阳不足，好比汽车引擎没有好的汽油，便无法提供足够的功率，于是乳汁下行更不顺畅，导致更多的残余物留在乳房中，从而诱发乳房病变。

药方解析

在这种情况下，不是一听到失眠，就直接使用常用的治疗失眠的方剂"酸枣仁汤"或"黄连阿胶汤"，而是先尽量清除乳房肿块，减少心阳反逆，才能打开治疗失眠的第一扇门。

这位患者服用清除乳房肿块的中药方两周后，乳房肿块没有明显缩小，但睡眠开始好转。这个时候改用"黄连阿胶汤"加减，减少心不藏神、阴虚有热的现象，患者失眠问题大幅好转。

"黄连阿胶汤"是一个很有意思的方剂，最早出自《伤寒论》，原文为"心中烦，不得卧，黄连阿胶汤主之"，中药组合为：黄连、黄芩、白芍、鸡子黄、阿胶。

黄连和黄芩是寒凉药物，分别针对上焦和中焦的虚热，而黄连很苦，苦入心；黄连也有解毒的作用，常常在尿毒症上使用。白芍酸收，可以比喻为增强静脉系统收回血液。

鸡子黄就是鸡蛋黄。为什么服药时，要在碗里加一个生鸡蛋黄，一起吞喝下去？古代医家大多解读为鸡蛋黄滋阴、润燥、养血，但这样的解释有点牵强，整本《伤寒论》只提到一次鸡蛋黄，就是在"黄连阿胶汤"的条文里，而滋阴、润燥、养血的中药材很多，为什么偏偏选鸡蛋黄呢？

中医认为心之所以可以"藏神"，是因为无论血液如何进出心脏，总会维持一定的血量，当我们要补足心中的血量时，需要一个"引药"将药效引到心脏，不然再强的补血药也不一定能补到心里去。在自然界中，什么东西是活的，却可以"悬浮在中间"？大概只有蛋黄了。在一颗没有坏掉的鸡蛋中，蛋黄总是悬浮在中间，不会碰到蛋壳，位居"中心位置"。因此，"黄连阿胶汤"使用鸡子黄，是为了将药引到心里去。

"引药"这个观念在现代科学上很难解释，但如同中医里其他许多用作引药的中药材一样，临床确实看得出差别。若"黄连阿胶汤"不使用鸡子黄，改用其他滋阴、润燥、养血的中药，效果就是没那么好。而既然作为"引药"而非"主攻"的药材，那么大一点或小一点的鸡蛋黄，甚至换为鸵鸟蛋或鹌鹑蛋的蛋黄，效果会不会有差异？答案是否定的，临床上做了许多测试，只要是悬浮在中间的蛋黄，大小和种类并不重要，这点让我们更肯定了鸡子黄在"黄连阿胶汤"里，主要用途是"引药入心"。

那么阿胶呢？讨论治疗子宫大出血的"胶艾汤"时，我们提到阿胶补血的功能在于"内收"，而非单纯补血。阿胶配合鸡子黄，达到"内收入心""心藏神"的功能。如果阿胶只是单纯补血，那么我们是不是可以用"四物汤"来代替阿胶，新创一个"黄连四物汤"？但临床试验效果远不如"黄连阿胶汤"。

阿胶的作用，现代科学也很难解释，只能从临床来实证，不过并不难意会想象。阿胶是用驴皮制作的，驴皮坚韧，在驴身体最外层，把全身血肉内脏包在里面，有"内收"之意。另外，阿胶最早不是用驴皮制作的，而是用牛皮制作的，现在成为"黄明胶"，功能和阿胶相似，可是效果不如阿胶。

第十章

儿童睡眠不佳

上一章讨论了失眠，我想延伸讨论小孩子的睡眠问题。

睡眠对孩子的智能及身体发育极为重要，不论是医学研究还是个人临床经验，均表明：大多数头脑聪明、身体强健、个性开朗活泼的孩子，通常晚上九点左右就上床就寝，睡觉时间超过8小时，到早上七点左右起床，精神饱满，开开心心展开一天的生活。反观那些晚睡的孩子，身体常常出问题。

其实，即使大家都知道睡眠很重要，总还是有千万个理由不好好准时睡觉——工作太多、家务做不完、照顾孩子、玩手机、早睡睡不着等。大人都如此，就更难要求孩子早睡了。

加上随着孩子慢慢长大，功课越来越多，课外活动也变多了，父母为了"不让孩子输在起跑线上"，对孩子要求很多，四五岁就要认识多少英文单词，做完数学题目还要练琴……睡觉时间不断往后推。有些父母自己睡得晚，也不太在乎孩子什么时候上床睡觉，孩子玩到很晚也不介意、不管。

良好睡眠习惯从出生就要培养

孩子的良好睡眠习惯，最好从出生就开始培养。孩子一出生就不应该和父母同床睡，小婴儿睡在父母床上，对小婴儿及父母的睡眠质量都有不良影响，也影响父母之间的感情。

小婴儿可以自己睡在婴儿床里，再把婴儿床摆在父母床旁边，方便就近照顾。等到小婴儿三四个月大以后，就应该把婴儿床移到单独的房间，让他有自己的空间，只要父母听得到孩子的叫喊，能够快速反应及安抚孩子，就不需要担心孩子会害怕、没有安全感。让孩子越早开始自己单独睡，越容易养成良好的睡眠习惯。

孩子的安全感并非由父母陪同睡觉而来，而是来自父母愿意真心、耐心地听他们说话，适度相信孩子独自处理事情的能力，以及让孩子感受到"无条件的爱"。无条件的爱不是溺爱，而是让孩子知道，无论他做了什么不好的事，父母虽然会失望、难过甚至会适度惩罚他，但是对他这个人的爱并不会减少。

现在已经很少有父母会说"你不好好吃饭，爸爸妈妈就不爱你了""你不乖乖听话，爸爸妈妈就不爱你了"等恐吓性的话，但还是常常听到父母会说"你好棒，爸爸妈妈好爱你""你作业写得好棒，爸爸妈妈好爱你"等。这些话等于是反向洗脑，孩子被这样称赞，会暂时高兴一下，但很快就会想："如果我没那么棒，爸爸妈妈会不会不爱我了？""如果我作业没有做好，爸爸妈妈会不会不爱我了？"让他们下意识陷入一种"如果我让父母失望，就得不到他们的爱"的恐惧中。这样的孩子会缺乏安全感，必须把"你表现得很好"和"爸妈爱你"的关联性拔除，做到"无论你表现如何，爸爸妈妈都一样爱你"。

很多父母会抱怨，他们要求孩子早点睡觉，但孩子就是不肯，吵着说睡不着、不想睡。在进入"治病"的阶段前，父母至少得先确认三件事：首先，父母自己是不是也不重视睡眠时间，不准时睡觉？言传不如身教，如果做父母的都拖到很晚才睡，孩子自然"名正言顺"不愿意早睡。其次，是不是太晚吃晚餐？如果晚上八点半才吃完晚餐，到了九点肚子还很撑，要孩子去睡觉，他们当然会睡不着。最后，是不是把孩子晚上的行程都排得满满的？或者，快九点了，孩子还是疯狂地跑来跑去？睡觉前，要有一段放松安静的时间，人不是机器，无法在高速运转下突然熄火睡觉。

如果以上几个因素都没有问题，孩子还是无法很快入睡，或者即使睡着了也是翻来覆去、睡眠质量不好，那么我们可以从行为转向生理去探讨。

如同前面讨论的，中医对睡眠的分析很精细，不是睡不好就给你一颗安眠药。中医在分析睡眠时，至少分成：想睡睡不着、不想睡、可以睡着但很快醒、浅眠、睡眠中醒来多次、半夜固定时段醒来、可以再入睡、很难再入睡、睡得好却很早就醒、整夜睡不着、自以为睡着了却非常累、梦很多、有情绪的梦、没情绪的梦、无意识地翻来覆去、打鼾声很大、没怎么睡却精神很好……非常多不同的情况，再加上中医望闻问切四诊合参，其实很复杂。

孩子出现睡眠问题的原因

幸好，孩子的睡眠问题通常没有大人那么麻烦，大多数是脾和肝互相影响造成的。简单来说，孩子可能饮食习惯不好，或者脾胃本来就比较差，身体得不到足够的营养，血比较虚。而血虚以肝血虚先开始。

孩子肝血虚，往往不像大人一样会比较累、脸色不好等，反而会像汽车的冷却水不足、引擎过热一般，会表现为躁动、心急、容易生气等，这种情况比较难入睡，睡着后也容易翻来覆去；当睡眠质量开始下降，中医认为半夜"血归肝"不顺畅，结果让肝更差；而"肝克脾"，肝变差了，更加把脾限制住了；脾主营养吸收，即使孩子胃口很好，营养吸收却变差了，肝血也会不足。如此恶性循环，肝脾越来越差，导致睡眠问题越来越严重。

会严重到什么程度？临床上，我治疗过不少注意缺陷与多动障碍的孩子，很大一部分是因为脾和肝互相影响造成的。有些孩子服用西药好几年无效，我们从肝和脾下手治疗，结果孩子很快就摆脱了疾病。

药方解析

不过，父母也不要太紧张，病症听起来很可怕，其实临床上较容易处理。我通常喜欢给这种睡眠不好的孩子两种中药方剂：

一是"小建中汤"来强脾，增加胃口及吸收；二是"酸枣仁汤"来助眠，引血归肝。二者可以混合服用，前者有麦芽糖，味道甜甜的，孩子易接受。效果通常不错，甚至有好几个患注意缺陷与多动障碍的孩子，服用西药几年不见起色，改服"小建中汤"加"酸枣仁汤"后，都被西医重新诊断为没有任何注意缺陷与多动障碍症状。

当然，不是每个睡不好的孩子都需服用这两种方剂，还是得找专业中医师好好看诊。不过，最好跟中医师多沟通一下治疗的细节，譬如有些孩子半夜磨牙很严重，不但发出很大声响，还把牙齿磨坏了。

小孩子磨牙，中医通常认为是"胃火上炎"，让孩子不舒服而磨牙。然而，大多数情况都不是"实火"而是"虚火"，也就是说并非胃火太过，而是胃下方寒湿重，胃火无法顺利下行，往上反逆，造成"胃火上炎"的现象。这个时候，如果中医师只使用寒凉药物来清热，短期内半夜磨牙会好转，长期下来胃下方的寒湿会更重，反而加重病情。

这里主要想告诉父母，良好的睡眠真的很重要，很多父母把优先级排错了，为了其他一些没什么大不了的事情而让孩子牺牲睡眠时间，以为是为孩子好，反而损害了孩子的健康及长期的快乐。

而饮食方面也得多注意，我在临床治疗上遇到过很多溺爱孩子的父母，孩子偏食不说，竟然还有孩子不肯吃正餐，连续两三年都把饼干当正餐的！还有每天只吃白米饭拌肉汁，其他什么都不吃！

孩子的饮食及口味习惯，是可以后天养成的，但越大越难改变，若父母放任孩子随便乱吃，会导致其一辈子的问题。但如果孩子就是不吃该怎么办？若孩子不吃，也不该以垃圾食品充饥。人一两天不吃饭不会出太大问题，孩子不吃，就让他饿一阵子，如同老一辈常说的"饿了自然会吃"，千万不要心软，反而会害了孩子。

第十一章

视力减退

受到电子科技进步的影响，现在无论大人或小孩的"屏幕时间"都远远超过以往，过早接触电子产品，让许多孩子连小学都还没上就已经戴上眼镜，一副老气横秋的样子！

症状

不用说大家也知道，过长时间盯着小小的电子屏幕看，非常容易得近视及散光，特别是在光线暗淡的环境下，瞳孔放大，局部的视网膜受到过强的电子屏幕光线刺激，不出十分钟，眼睛就开始模糊，中医的"望神①"好像就差了一半！所以，想要维持良好的视力，首要是避免长时间、在光线差的环境下使用电子产品。

---

① 指中医师通过对人体形色、目光、神志、呼吸、形态的观察，以了解有神、无神、假神和神乱等不同情况的方法。

饮食及生活习惯也会影响视力。中医认为肝开窍于目，因此，任何对肝脏不利的饮食及生活习惯，都会直接或间接地损伤视力，譬如太晚睡、补血的食物吃太少、吃太多充满人工添加剂的零食、服用大量营养补充剂等。

孩子上小学前，视力有些问题，不要急着戴眼镜。眼科医生会说要及早戴眼镜弥补，以免视力变得更差，其实不然。从许多临床案例来看，孩子的生长发育过程并不是一条直线，而是一部分长得快、一部分长得慢，这也是为什么孩子在某些成长阶段身体某部分的比例看起来怪怪的。眼睛及其周围结构也一样，在成长过程中，有时会因为人体组织生长的快慢不同，而导致暂时的视力不良或散光，一旦戴上眼镜，等于是强迫眼睛接受调整，假性近视反而变成真性近视。

针灸手法

中医怎么治疗近视及散光？针灸部分，最有效的穴位是睛明。在睛明下针，会增加眼睛气血，对保护视力大有帮助。许多中医师都反映临床案例证明睛明下针对近视、散光、老花眼、青光眼等眼科问题有帮助。不过，在睛明下针，患者得要有十足的勇气，毕竟针得刺进眼眶里，虽然不会刺到眼球，但眼球后方有很多微血管，如果留针时患者眼睛乱动，很容易变成熊猫眼。不过只是暂时瘀血，一两周就会消退。也可以不针睛明，改下攒竹、丝竹空、太阳、阳白透鱼腰等眼眶外的穴位，或者再加上手脚上对眼睛或肝有帮助的穴位，譬如光明等。

药方解析

如前面所言，肝开窍于目，肝血足才能滋润眼睛、提高视力，所以以补肝血的中药材为主。

长期用眼导致眼压过高，清肝的中药材可以降眼压，让眼睛舒服些。一般常用的方剂为枸菊地黄丸，也就是枸杞子、菊花，再加上知名的六味地黄丸成分：熟地、山茱萸、山药、泽泻、茯苓、牡丹皮。

沿着眼眶内缘按摩，左右各15分钟

能不能自己按摩眼睛呢？可以，不过，最适合按摩的地方反而不是前面提到的那些穴位，毕竟下针和按摩是不一样的。最好的按摩部位是沿着眼眶内缘按摩一圈。如果用手指隔着眼皮轻轻按入眼眶内缘，可能会发现有些像沙粒一样的小凸点，那代表眼睛及四周的气血不足。

沿着眼眶内缘慢慢按摩，手指左右按动，沿着眼眶内缘按一整圈，左右眼眶各按摩15分钟。几天下来，你会发现那些沙粒般的小凸点不见了，眼睛也变得舒适轻松了。这样每天按摩两侧眼眶内缘，连续2个月，孩子的视力会大幅改善；若是大人，改变比较慢，也比较有限，但至少可避免视力继续恶化。

另外，要记住把指甲剪好、修平，洗手，免得刮伤眼皮或引发感染。若使用磨得平滑的牛角按摩棒代替手指来按摩，效果会更好。

第十二章

青少年叛逆

焦虑、压力、叛逆等，是青少年常见的行为问题及心理偏差，看起来像是家庭及学校的问题，和中医没什么关系。其实，这和中医大有关系，中医可以帮上很多忙。

青少年时期本来就是人生重要的转变阶段，从什么事都得听从、依靠父母，成长到似懂非懂的小大人，开始有自己的想法及做事方式、有独立于父母和家庭的生活空间与时间，也需要处理来自外界的各种影响，不管好坏，都得自己去面对，伴随的压力及焦虑自然也跳了出来。

再加上青春期的身体变化、懵懵懂懂的真假爱情、升学压力，这一切的一切让青少年觉得大人上班反而比较轻松。大人下班后可以上网、玩手机，却不准他们多看两眼抖音；大人自己都解不出的数学问题，却要他们参加补习班学习。那么，他们的"叛逆行为"又怎么能算是叛逆呢？

症状

　　面对青少年的叛逆行为，该怎么办？

　　中医认为生理和心理是紧密相关的，心理状态会诱发生理问题，生理问题也会影响心理状态，这个恶性循环导致越来越大的问题。譬如临床上我们会问患者，是不是容易为了小事就暴怒、非常不耐烦？患者会惊讶地问中医师怎么会知道；又例如看诊时我们也会问患者，是不是做事常常拖拖拉拉、犹豫不决？患者会惊讶地觉得中医师比算命仙还灵！其实，对中医稍微有研究的人都知道，心、肝、脾、肺、肾各主喜、怒、思、悲、恐，而有经验的中医师很容易把患者生理上的各种症状和心理可能的表现对应起来。

　　反过来说，想要改善心理和行为上的困扰，可以从改善生理上的问题开始，打破恶性循环。譬如肝脏好一些，焦虑、生气就少一些；焦虑、生气少一些，肝脏就又好一些。而当患者心理和行为上的偏差减少，外界对他们的反应也会有良性的改变，父母和青少年之间的紧张关系逐渐改善，青少年也就比较愿意和父母、老师讨论事情，焦虑、压力、叛逆也得以减轻。至于中医怎么治疗和焦虑、压力、叛逆等相关的生理问题？这里我们不深入讨论，我建议读者寻求中医师的协助，不要自己上网买中药产品来治疗，反而会弄巧成拙。

需要就诊的反而是父母

　　另外有个重点，也是我写这一段的原因之一，那就是真的需要就诊、服用中药的，常常不是那些焦虑、叛逆的青少年，而是他们的爸爸妈妈！许多父母的身体有问题，造成他们情绪不稳定或其他心理及行为偏差，加上对儿女求好心切，导致儿女的焦虑、压力、叛逆，加重了儿女的成长困扰！

　　拿我自己做例子。我一直认为我是一个非常开明、尊重小孩的父亲，平时也和儿子打打闹闹，儿子和他同学也觉得这个老爸很酷。儿子热衷攀岩，每年会参加许多攀岩比赛。以前我陪他去比赛时会很紧张，一方面希望他取得好成绩，另一方面又怕他摔伤，比赛中间会抓着空档告诉他刚才怎么不这样抓、那样跳。我觉得我是好心帮忙，儿子却和平时很不一样，对我非常不耐烦。这让我很不高兴，"老爸老妈开那么远的车带你来比赛，你这是什么态度！"这样不愉快的互动，在好几次攀岩比赛中发生，甚至延伸到日常生活里。直到有一次，儿子受不了了，直接告诉我："你攀岩又没我厉害，凭什么指挥我该怎么爬？你自己能爬得上那些比赛的路径，再来跟我谈！"

　　虽然他说话的态度很差，但我知道他说的是对的，让我突然跳开原本的思绪，重新看待整件事情，这时我才肯承认，真的有问题的是我。我早年从事高科技及金融管理时，不但晚上不好好睡觉，每天喝很多咖啡，每次出差也会大量饮酒。即使后来改行行医，比较注重自己的生活，但原本肝脏的损伤还需要多时的调养，儿子表现出来的焦虑、压力、叛逆，其实只是反映出我这个老爸自己的问题！从那时候开始，我更加注意健康，也刻意避免在儿子攀岩比赛时太过激动，和儿子的关系又恢复到以往的打打闹闹。现在儿子晚上做核心肌肉运动或重量训练时，还会刻意要求我一起做，说是老爸变胖了，其实是想多一些和老爸相处的时间。

中医是很生活化的，生活上许多的行为问题，是身体健康状态的反映。当青少年有焦虑、压力、叛逆的问题时，请做父母的各位务必先检视自己五脏六腑的健康情况，不要急着去责备孩子。更何况儿女的行为偏差，很可能是父母的问题，先找个合格的中医师检查一下自己的身体，再去探讨为什么儿女跟自己顶嘴、不听话！

第十三章

心律不齐及房颤

房颤是常见的心律失常，而人们常听到的心律不齐，也属于心律失常。我们先来讲一个病例，再来讨论背后的话题。

病例

患者，男，55岁左右，是一家上市公司的总裁。以前一直很胖，两年多前，健康体检时发现血压、血糖、血脂都偏高，他听从医生建议，决心减肥。

两年来，他每天运动，大幅减少进食量，很少吃牛肉、羊肉等红肉，常常以生菜沙拉及蔬果汁作为正餐。后来，血压、血糖、血脂果然都下降了，人也瘦了二十千克，看起来健康多了，自己也觉得清爽许多。然而，一个新的问题冒出来了，他常常感到胸闷、胸痛、心悸、呼吸困难，经过西医心电图等检查，确诊为房颤、心律不齐，心脏常常跳个四五下就停一下，时快时慢，心跳快而不规律。这让他很疑惑，也很担心，看过很多中西医专家，一直没好转。

为什么会出现房颤呢？目前西医的解释很模糊，年纪大、高血压、瓣膜性心脏病等病患，是房颤的高发人群。然而，一半以上房颤患者并没有这些病症。换句话说，那些常见的"危险因子"只是有"相关性"，和房颤都是身体有问题的"结果"，而非"原因"。很多人把相关性和因果关系搞混了，甚至许多医生也如此。

症状

房颤或其他类型的心律失常会带来什么问题？除了患者抱怨胸闷、胸痛、呼吸困难、晕眩等，医生最关心的是血栓。心脏跳动不规律，血液流动也会变得不规律，可能导致某些部分的血液流动过慢，凝血成为血栓。血栓可能会到处跑，容易导致不同脏器的栓塞，造成脑中风、肾衰竭、肝功能不良等。一些研究指出，房颤患者发生中风的比例是一般人的4倍，这让患者听了很紧张。

西医处理房颤的几种方法

西医面对房颤，通常有以下几种处理方法。

首先，会让患者服用β-受体阻滞剂及抗凝血药物。β-受体阻滞剂的功能是阻隔肾上腺素，让心跳较缓慢、力量变弱，相对之下心脏跳动也就"比较规律",另外也让血管扩张,血流通过的阻力变小。

抗凝血药物,顾名思义就是为了减少血栓产生。如果药物效果不彰,或者患者生命垂危时,会考虑电击心脏,让心脏"重新启动",看看是否能去除或减缓房颤。通常效果无法维持太久,几个月后就可能再度发生房颤。当然,也不能频繁电击,以免使心脏产生永久性伤害。

另外,还有一个比较暴力的方法:既然右心房窦房结乱放电等原因导致房颤,干脆把部分电流传导途径烧掉,运用射频消融术施行永久性破坏,防止房颤复发。若以上方法都不适用,或者患者心跳过慢、心跳停止过久,导致供血不足、昏厥的情况,会考虑给患者开刀植入心脏起搏器,靠人工电流信号来控制心脏的跳动。

上面洋洋洒洒列了许多西医处理房颤的方法,然而,不知道读者有没有注意到,那些处理都只是在减缓房颤可能带来的危险,而不是设法"治愈"房颤背后的原因。如果一个人走路一下快一下慢,害他常常跌倒,那我们该怎么帮他?是不是该找出他为什么走路一下快一下慢的原因?或许一边的脚踝受伤了,或许骨盆歪了,或许只是鞋子不合脚,总得把背后的原因搞清楚,再来讨论如何让他不要常常跌倒,大概没有人会说,我们把他的脚打瘸好了,让他无法走路,那他就不会走路一下快一下慢了!

听起来很好笑,但β-受体阻滞剂就是这个意思,阻隔正常的肾上腺素,让心脏无法跳快、输出功率减少,心脏跳动的能力变差了,看起来也就"跳得比较规律"。射频消融术就更狠了,就好像把你一条腿切了,看你还怎么快走!如果下一次不当电流传导发生在心脏的另一个部位,难道还要再射频消融一次吗?

病因探讨

现在来讨论前文那个房颤的病例。患者两年多前血压、血糖、血脂都偏高，但没有房颤，改变生活作息后，"三高"没有了，却有了明显的房颤，这样的变化似乎与一般观念相悖。然而，如果我们深入了解事情发展的顺序，就不难解释及治疗患者的心律不齐和房颤了。

这位患者本来过度肥胖，湿气重。中医认为"脾主运化水湿"，患者的脾必定不是太好。加上患者是上市公司的总裁，白天公务繁忙，晚上应酬不断，肝也一定不会太好。肝、脾都有问题，患者出现高血压、高血糖及高血脂并不意外，患者确实得注意生活饮食及适度运动。可惜，他用错了方法。

患者为了减肥，决心把每餐的进食量减掉一大半，并且大部分改为生菜沙拉及蔬果汁，几乎不吃补血的肉类。这样的"饥饿减肥法"加上大量运动，使身体的营养及热量严重不足，耗去的热量又非常多，会让人快速瘦下来，觉得人清爽、健康多了，但这是个危险的假象。

适度食用生菜沙拉及蔬果汁，能提供身体需要的维生素，但其性质寒凉，大量食用会导致脾胃寒湿，消化吸收、营养运化能力大减。消化吸收已经不好了，患者又刻意避免牛肉、羊肉等补血食物，身体就更得不到补血的物质。而大量运动需要肝血来"润筋"，前线耗损过多，后勤又得不到足够的补给，肝血很快就会亏虚。

心脏好比汽车的引擎，肝血好比汽车的汽油。汽油不足、质量不好，不但引擎输出的功率会不足，引擎也会损坏、出故障。肝血不足时，心脏开始衰弱，出现心阳虚、心血虚的病症；当心脏无法提供足够的血液及能量到身体各处，就会得到身体的"反馈信息"，要心脏"多加努力"，这是人体自救的机制。

临床上看到，心脏刚刚开始虚弱时，跳动的速率会加快，如此可以减少对身体其他部位的影响；若情况没有改善，心脏无法一直维持在较快的速率下跳动，开始出现心律不齐，跳动时快时慢；若情况继续恶化，心跳不规律变得更加严重，出现跳几下停一下的现象，或者心脏跳动速率大幅下降，好像引擎缩缸一样；再严重下去，中医脉象上会出现左右飘动、蛇行等危险征兆，这个时候，西医心脏B超检测也可以看出严重的问题。

换句话说，大多数心律不齐、房颤等起源于"心阳虚""心血虚"，而背后的诱因常常和这位患者类似——脾胃不好、饮食观念不正确、不好好睡觉等，肝血不足了，心阳虚、心血虚也就跟着来了。

药方解析

这位患者服用中药三周，原本胸闷、胸痛、心悸、呼吸困难的症状消失，西医检测不出房颤。我是怎么治疗的呢？

《伤寒论》中有个方剂叫"炙甘草汤"，书上写着"伤寒，脉结代，心动悸，炙甘草汤主之"。"脉结代"的意思，简单说就是心脏跳几下停一下，"心动悸"也就是我们说的心悸、心律失常的感觉。

"炙甘草汤"有九味药：炙甘草、生姜、桂枝、人参、生地黄、阿胶、麦门冬、麻子仁、红枣。我帮这位患者开的中药方，基本上就是"炙甘草汤"的原方，只是依照他的情况调整了各药材的剂量。

"炙甘草汤"很有意思，我常常拿来当例子，向学生解释什么叫作"书要顺着念，也要反着念"。"炙甘草汤"重用炙甘草和生地黄，甘草炙过后有苦味，入心，加上桂枝的配合，用来强心阳；而生地黄补血，加上阿胶的收血、补血功能，用来补心血、肝血。生姜和红枣，加上炙甘草，是用来健脾胃的，而使用少量的人参并非为了补气，而是增加胃的津液。

从这样的中药组合反向推论，"炙甘草汤"提到的"脉结代""心动悸"，正如前面讨论的，是因为脾胃的问题，消化吸收差、营养不足，导致"肝血虚""心血虚""心阳虚"，而产生心律失常的症状。

"炙甘草汤"还有另外两味中药：麦门冬和麻子仁。

麦门冬是润肺的，治疗心律失常为什么要润肺？《黄帝内经》解释中医生理学时讲到，肺津液足、肺清凉才能让心阳下行，如果肺燥热、津液不足，即使加强了心阳，心阳也无法下移小肠，反而逆行而上，好像汽车轮胎在泥巴里打滑，拼命踩油门，只会让引擎空转，让患者的心脏更难受。所以，"炙甘草汤"中的麦门冬提醒我们不要忘记润肺。

那为什么要加润肠的麻子仁呢？《黄帝内经》中也提到，肺与大肠互为表里，肺的津液来自大肠，大肠吸收食物残渣中的水分后上行至肺，大肠燥，肺也就很难清凉、滋润。当然，临床上得灵活运用，如果患者便秘严重，单靠麻子仁无法清大肠时，可能得加大黄、芒硝等通利大肠的中药；反过来说，如果患者已经下痢不止了，我们不仅不能去润肠，可能还得加些中药来止痢。

以下再讨论一个热门话题——中西医结合治疗。

中西医结合治疗

许多患者觉得，既然中医和西医都说自己有效，那就一起使用，效果应该比较好，既"治标"也"治本"，更加安心。然而，中医和西医在一些观点上是有冲突的，不一定能并用治疗。

西医使用β-受体阻滞剂和抗凝血剂来处理房颤，主要是减少血栓形成。在中医看来这些药物是"减少心阳"及"攻血"的药物，暂时拿来应急还可以，长期服用不但心脏功能会变得更差，其他内脏也会跟着出问题，本末倒置，反而可能害了患者。

中医治疗时，患者坚持继续服用β-受体阻滞剂和抗凝血剂，等于是一边想办法让心脏变强，一边想办法让心脏变弱，让身体不知所措。患者服用β-受体阻滞剂，心跳变慢，相对心悸减少，患者觉得治疗有效；为了"治本"，再服用中药，心跳不规律的现象反而加重，让患者对中医治疗产生疑问。而西医复诊时，看到心律失常的现象仍未好转，于是加大药物剂量，让患者的心脏更加衰弱。在这种情况下，中医要如何帮患者"中西医结合"来治疗？

所以，如果患者不相信中医，也就不用来找中医师治疗了，不要浪费中医师的时间及精力，也为自己省下两边治疗的麻烦和问题。在病情不那么严重时都不相信中医，等到心脏更加衰弱、身体其他部位出了更多问题，当然就更不相信中医能够治疗！至于西医担心的血栓，中医有许多活血化瘀的中药，适当搭配使用，可以有效减少血栓形成。更何况赶紧把房颤等心律失常治愈，心跳正常了，自然也就不用担心血栓的问题。

第十四章

急性心绞痛

病例

　　患者，男，50多岁，在从中国到美国的飞机上胸口疼痛不已。患者形容那痛从胸口直穿到背后，让他无法呼吸，非常严重，心尖部位也感到刺痛。他觉得好像快要不行了，赶紧服用救急的心脏病西药，暂时稳住病情。下飞机后，仍然无法止痛，每天半夜三点左右痛得特别厉害。

症状

　　这位患者挺有意思的，他说自己以前身体很健朗，每年冬天都会参加冬泳活动。他也承认，大概是冬泳太多次，把身体搞坏了。患者身体的慢性问题很多，慢性肾炎、肾结石、高血压、血脂异常、蛋白尿等，长年服用一堆西药，也随身带着心脏病急救药物。患者很怕冷，手脚冰冷，不流汗，即使运动也不出汗，每天晚上都得起来小便两三次，常做噩梦。患者心跳很慢，脉很细小；口气重，大便几乎每次都是稀的；舌头胖大，整个舌头白淡；眼睛瞳孔很小，对光反应很差。患者以素食为主，几乎不吃任何红肉。

针灸手法

这算是半个急诊病例。我先下针公孙、内关、巨阙、关元。

公孙为冲脉会穴，内关为阴维脉会穴，两个穴位在奇经八脉的八个会穴中为一对，合下时针对上焦心肺的问题。巨阙为心的募穴，强心要穴；而心阳强了，得往下行，不能反逆而上；关元为小肠的募穴，让心阳下移小肠。

这几个穴位常常用在心脏病急救，不管是心衰、心肌梗死、心脏肥大等，多半有效，能让病情暂时稳定下来，争取时间做进一步的治疗。

药方解析

在这种严重的情况下，前一章提到的"炙甘草汤"力量不足，缓不济急，得使用更重的中药方。当时我开的药方为：生附子、干姜、炙甘草、栝蒌实、枳实、薤白、生半夏、生姜、厚朴、桂枝、人参、白术、茯苓、杏仁、赤石脂。

生附子、干姜、炙甘草是知名的心脏急救方剂"四逆汤"，靠生附子来大力强心阳；栝蒌实、枳实、薤白、生半夏、生姜、厚朴、白术、茯苓来去除上焦、心包的寒痰、水饮；桂枝行阳，人参、杏仁补津液、润肺，赤石脂止痢。

患者一周后复诊，情况好很多，只有一天早上有点胸口不适，其他时间都很好，算是稳定住病情了。不过，患者离健康还很远，这样的"急诊"虽然让患者不再胸口痛、呼吸困难等，但他的身体仍有许多问题，得继续治疗。

第十五章

面瘫

　　不少人在过度忙碌、劳累时，半边的脸突然垮了下来，嘴巴歪、眼睛闭不上，面瘫了。西医认为面瘫分为两大类：一类是中枢神经受损，导致面部肌肉歪斜、不受控制，和一般认知的中风比较相似；另一类是面部神经受损，导致相似的症状，医学上称为"贝尔面瘫"，即常说的特发性面瘫。一般常看到的面瘫，大多为后者。

　　中医认为，一个人出现面瘫的先决条件是"气血两虚"，有精神萎靡、睡眠质量差、容易生气、手脚冰冷、心悸等征兆，再由某些外界条件诱发而产生，譬如寒冷的风直吹脸部、情绪突然受到刺激等。

病例及症状

　　患者，女，不到40岁，长得很清秀。不知道为什么，脸部突然垮了，整张脸歪到右边，左眼无法闭合，一直流泪、眼皮跳动；嘴歪到无法闭紧，闭上嘴巴时，总有一个漏洞。患者第一次就诊时，已经面瘫一周多，之前在家附近找了中医师下针治疗，效果不佳。年纪轻轻就脸歪了，还治不好，患者非常难过，泪眼汪汪，希望我们能治好她。

当时正好是夏天最热的日子，我问患者，是不是最近大热天开车时，把冷气开得很大，直接吹在一边脸上。果然患者说是。这正是诱发面瘫很常见的一个原因。

夏季酷热，车内温度很高，人们刚坐进车里时相当热，全身毛孔打开发汗，而车上的冷气又无法马上让车内高温下降，人们急着想舒服一些，把冷气开到最大，对准脸部集中吹送，寒气就趁着毛孔全开时直入脸部肌肉血脉；加上本来气血不佳，处于亚健康状态，结果就面瘫了！

一般而言，面瘫并不难治，甚至有些病例不治疗自己也会慢慢好转。当然，很少有人愿意赌一把而选择不马上治疗，等着看会不会自行复原。很可惜，很多人不知道中医可以快速有效治疗面瘫，有些中医师也没有用对方法，反而延误了患者的治疗。

针灸手法

治疗面瘫，以针药并施来加强效果。针灸的重点，除了选择适合的穴位，左右侧的选择也是关键。一般而言，先下脸部看起来正常的那侧，不要急着下看起来歪的那侧；针灸几次后，等脸部歪斜回正大半了，再下看起来歪的那一侧，最后下脸部正中的穴位来"固定"。

这位患者，一开始下的针灸穴位为右侧的合谷，左侧的太阳透率谷及地仓透颊车，两侧的血海、阳陵泉透阴陵泉。

针灸有句话叫"面口合谷收"，合谷主要针对眼、嘴、脸的问题。先下手背上的合谷，可以减少患者脸部下针的痛感，左脸用右侧的合谷，右脸用左侧的合谷。

患者左侧脸部看起来正常，所以我们先下左脸。一根长针从左侧太阳进入，沿着脸皮下方，针平躺着往发际方向推，一直透到左侧的率谷；另一根长针从左侧地仓透到左侧颊车。

太阳透率谷和地仓透颊车是治疗脸部问题很好的组合，无论是脸歪口斜、三叉神经痛、咬合不全等，都挺好用的。膝盖上方内侧的血海，有活血化瘀、行血的作用。而中医认为"筋会阳陵"，治疗面瘫时也得治疗筋，一根长针从阳陵泉透到对面利水的大穴阴陵泉，透针[①]的效果远大于只下阳陵泉。

药方解析

中药方面，以"葛根汤"为主，意在发表阳并引水上头部，加上一些活血化瘀及祛痰的中药：葛根、麻黄、桂枝、白芍、生姜、红枣、炙甘草、丹皮、红花、川芎、生半夏、防风、荆芥。

两天后复诊，看得出来患者脸部有些回正了，我们便使用同样的针法，也维持一样的药方。五天后复诊，患者脸好了很多，

---

① 在针刺入某一穴位后，斜刺或直刺将针尖刺抵相邻近的穴位或经脉部位。因为是用一针同时穿透两个及以上的穴位或经脉，所以又称"透穴"或"透经"。

眼睛不流泪了，左眼跳动感明显减轻，嘴巴仍有一点漏气，但不流口水。这次除了之前的穴位组合，为对应脸部看起来歪斜的右侧增加左侧的合谷、右侧的太阳透率谷及地仓透颊车。中药部分依然维持前方。

两天后复诊，维持上次治疗方法；又一周后复诊，患者脸完全回正了，嘴巴好了，眼睛也没问题了，看不出来面瘫过，便停止服用中药。为了安全起见，我要患者再来下针两次，最后再下脸部正中间的人中、承浆来收尾"固定"。

复原后应好好照顾身体，防止复发

患者脸部完全恢复后，非常高兴。不过，我提醒她，这三周左右的治疗只解决了她面瘫的病症，并没有解决她气血两虚的根本问题，如果她不想继续服用中药方剂来解决，自己得多注意生活饮食、适当运动、好好睡觉等，不然以后可能会再度面瘫。

当时，患者口口声声说一定会注意。很可惜，很多人只有在生病时，才会后悔没好好照顾自己的身体。一年多后，患者全家去滑雪，她气血两虚的身体承受不了滑雪山坡上的风雪，再度面瘫。

这次患者真的害怕了，马上来诊所就诊，也乖乖地每两天来针灸一次，进展比上次快，面瘫两周左右就好了，我改给患者补气血的中药，让她服用一个月。好几年过去了，患者没有发生第三次面瘫。

第十六章

中风

很多年纪稍长的人都害怕中风①，媒体也不断有名人中风的报道，让人觉得这像个定时炸弹，不知道哪一天就中风了。一般人常常把高血压联想为中风，以为血压过高，哪天脑血管突然破裂，就中风了。因此，许多高血压患者长期服用降压药，以为把血压降下来，就不会中风了。

现代医学研究显示，高血压、高血糖、高血脂所谓的"三高"，并不会直接导致脑中风，而是有可能造成动脉粥样硬化，逐渐导致血管内壁增厚及形成硬化斑块，让血管通道狭小或斑块剥落，造成血管阻塞，导致中风。这就是为什么西医要求高风险病患要长期服用抗凝血剂，减少血管阻塞的可能。

然而，中风大致分为两类：一类是缺血性脑中风，也就是脑内的血管被血栓或其他物质给堵住了，部分脑部组织无法得到足够的血液，导致细胞缺氧而坏死；另一类是出血性脑中风，也就

---

① 一般中风即指卒中，但有一种"太阳中风"，是中医名词，指以风寒之邪侵袭人体体表为特征。为避免误用，本书保留原版中的"中风"一词。——编者注

是脑内的血管破裂了，血液扩散出来，压迫脑部组织，造成损伤。长期服用抗凝血剂，或许可以减少缺血性脑中风的概率，却大幅提高了出血性脑中风的危险。

病例及症状

我认识一位修车厂老板，70岁左右，幼时从香港移民来美，现经营一家小型修车厂。我在朋友推荐下到他的修车厂修车，逐渐和他成了朋友。

有一次修车时，他和我聊到他有时候心脏会没来由地跳到每分钟一百五六十下，休息一分钟左右自己就会好，西医诊断为房颤。心脏跳动不正常可能会造成血栓，加上他有高血压史，医生坚持要他长期服用抗凝血剂。

我告诉他这是一种补偿作用，心阳虚、心血虚导致心脏的输出功率不够，身体其他部位供血不足，自我反馈，希望心脏能多加努力来供应足够的能量和养分。我解释中医认为心为"君主之官"，十分重要，但他的心脏并不难治，也有很多治疗成功的病例。

这位老板其实挺相信中医的，就是觉得每天照顾修车厂已经忙得筋疲力尽，回家还得煮中药，实在太麻烦了。于是，试着服用中药一周后，就一拖再拖，告诉我已经计划年底退休，把修车厂卖了以后，会乖乖回来就诊及服用中药。

当时离年底还有将近半年，有天他突然身体一边无力，协调性不佳，猜到可能中风了，赶紧去医院看急症。磁共振造影检查后发现脑内有个小小的血块，十分轻微，没进行什么治疗，几天后就自行复原了。

服用抗凝血剂的问题

问题来了，心脏科医生仍然坚持要患者继续服用抗凝血剂，脑科医生却大力反对，认为抗凝血剂会让患者无法正常凝血，下次脑内血管再破裂，运气可能就没那么好了，很可能造成大规模出血，十分危险。心脏科医生和脑科医生吵得不可开交，最后只好告诉他：不服用抗凝血剂，可能产生血栓，导致心血管堵塞；服用抗凝血剂，可能在脑血管破裂时，导致严重的脑部损伤。两位专科医生竟要他自己做选择！

那个时候，这位修车厂老板不好意思告诉我，他决定听从心脏科医生的指示，继续服用抗凝血剂，直到两三个月后我又到修车厂维修车子时，他才后悔地告诉我，他早该听我的话，好好用中医治疗，他会尽快找时间来诊所就诊。

没想到我们见面不到一周后，我的车子还没拿回来，他又中风了！

患者无所适从，再度中风，却已回天乏术

起初症状很轻微，那天他很忙，到了下午觉得比平时累许多，脚无力，身体就是觉得不对劲。有了上次中风的经验，这次

他知道又是中风，赶紧在家人陪同下前往医院，途中还打电话给我，告诉我车子的维修会耽误几天，并告诉我他要找我看诊。

那是我最后一次和他通话。几天后，修车厂老板的家人告诉我，发生中风的那天晚上，他的病情急转直下，左脑大出血，陷入昏迷状态，西医束手无策，只能勉强维持他的生命，认为就算他没有因此死亡，也会成为植物人。

他这样昏迷了一个月后走了，而这并不是我看到不同专科医生持完全相反意见而让患者无所适从的唯一病例。这种情况时有发生，也从侧面反映西医学分科下，有的医生只关注自己的领域、见树不见林的问题。

和面瘫一样，中医认为中风的前提是气血两虚，也就是"痹症"的先决条件。在预防上，除了改善气血两虚的情况，也得针对已经表现出来的征兆来治疗，譬如高血压、胸闷心悸、心律不齐、房颤、手脚发麻、手脚冰冷等。在治疗上，多以活血化瘀、行气利水、引清阳之气上行、祛痰饮等为主，依照患者的实际情况来加减应用，这里就不一一详述了。

第十七章

高血压

提到高血压，得先花点时间讨论一个概念。高血压不是一种病，而是人体表现出来的一个症状，它本身不是人体出问题的源头。

目前西医学认为，绝大部分的高血压为原发性，意思是不知道真正的病因，只能从各种可能的诱发因素来推测病因，譬如体重过重、压力过大、酗酒、不运动、饮食过咸等；只有不到10%的高血压是继发性的，由内分泌失调、肾脏问题、先天性心血管缺陷、药物不良反应等可以找到的原因所引起的。不知道问题的源头，而只是使用西药或中药来降血压，不仅无法解决问题，还有可能造成更大伤害。

从问题根源上治疗，而非硬将血压降下来

我们可以用城市供水来做比喻。供水站利用水压把水配送到

各个家庭用户，水压及管线已设计好提供每户适当的水量。有一天，也许是某个地方的水管破了，也许是某户人家毫不节制地浪费用水，供水站供应的水量不够了，离供水站最远的几户水量大幅下降，无法正常过日子，这几户人家急着向供水站求救。

供水站的工程师找不出哪里出了问题，只好暂时加高供水站的水压，让水能够到达没水用的那几户人家。过了一阵子，城市督察人员来检查供水站，发现供水站的输出水压过高，担心某些地方的水管会承受不了压力，也没和供水站工程师讨论为何之前把水压设定调高，只顾着急急忙忙地把紧急排水阀打开来降低水压。紧急排水阀打开后，供水站的输出水压降低了，督察人员很高兴，写了份报告交差了事后就换到下一个城市去督察。结果，不但离供水站最远的那几户没有水可用，其他用户也开始缺水了；更糟的是紧急排水阀排出的水无处可去，造成水灾，给居民带来更多问题。

这个比喻听起来很夸张，却是高血压治疗中天天上演的真实事件。90%以上的高血压是不明病因的原发性高血压，而在不知道原因的情况下，直接使用大量的抗凝血剂或者用其他类似方法硬把血压降下来，无异于上述的比喻，其对人体长期的负面影响可想而知。

那么，中医如何治疗高血压呢？中医强调"辨证论治"，"证"代表患者的综合表现，不是单一的症状，更不是一个检验数据或西医的病名。换句话说，中医不直接治疗高血压这个单一症状。血压不会无缘无故增高，高血压患者也不会只有血压高而没有其他问题。中医针对患者各方面的征兆，循线找出问题的根源：或许是肝肾的问题，或许是脏腑合作上的问题，或许是更深一层的问题——针对问题的根源治疗，血压自然会降下来，这也就是中医"辨证论治"的治疗原则。

病例

在此举一个比较特别的病例。患者，女，俄罗斯人，50岁左右，是位数学老师，血压一般在220/120mmHg上下，紧张时收缩压飙到260mmHg。服用降血压西药效果不佳。患者异常肥胖，体重140千克，对自己的体态感到焦虑，全身都觉得不对劲。

症状

患者自述，多年前因为子宫病变而切除子宫，造成大出血，那次手术意外后才出现高血压现象。患者虽然胖，却不想吃东西，胃部总觉得胀；手脚冰冷，常常觉得上半身热、下半身冷，有时舌头肿胀到难受；白天不易流汗，半夜却盗汗；每天大便三四次，有时成形、有时松散，排便会有不尽感；排尿量少，但次数频繁，排尿时不舒服；近三个月来感到口渴，较喜欢喝热饮；大部分日子，半夜两三点会醒来。西医检查有胆结石及脂肪肝。另外，患者告诉我，以前有严重的感情创伤，这对她的人生有很大的影响。

以上陈述好像十分杂乱，稍微研究过中医的读者可能会心一笑，诊断的蛛丝马迹就藏在这些零零散散的信息里。

这位患者一开始不愿意服用水剂药，只愿意服用少量的中药粉剂，以平肝、补血活血、祛湿等为基本方向。患者就诊断断续续，中间还回俄罗斯住了九个月。这样有时服药、有时不服的情况下，患者把高血压西药停了，血压维持在160/110mmHg左右，虽然仍差，但比就诊前要好。

药方解析

患者从俄罗斯返回美国一个月后，总算愿意服用水剂药。根据患者之前服用不同中药粉剂的反应，我帮她开水剂药方：柴胡、玉金、黄芩、龙骨、牡蛎、当归、生地、丹皮、桃仁、川芎、怀牛膝、白术、茯苓、陈皮、半夏、酸枣仁、知母、炙甘草。

患者血压在两三周内下降到140/100mmHg左右。但她仍然有许多生理及心理的问题，还需要继续治疗，不然隔不了一年，血压还会再度上升。

废医存药的谬论

提到高血压，借题发挥多说两句。现在很多中医都受到西医的病名影响，甚至中医大学及研究所也以西医的方式来思考，把高血压解释成五六种中医病理，分为"肝阳上亢型""肝肾阴虚型"等几型，每一型高血压对应一个固定的中药处方。

　　这样的分法，原本只是方便学习与讨论，现在却成为中医治疗高血压的"指导原则"，很多中医师落入选一型处方给高血压患者服用，这型处方没效，代表判断错型了，便换另一型高血压的固定中药处方再试试。当这五六种类型高血压的固定中药处方都无效时，中医师便束手无策了。这样的做法，并不是正统中医的"辨证论治"，而如此的"类型"思维，却引发了所谓的"废中医存中药"的谬论，这其实是对中医很大的误解。

第十八章

哮喘

内不治喘，外不治癣

哮喘是个特别的病症，目前西医没有根治的方法，大多数患者以减少接触过敏原及使用喷雾剂为主，勉强控制哮喘症状。

中医有句话"内不治喘，外不治癣"，代表哮喘很难医治。然而，这个认知是错误的，哮喘并不难治，而是现在很多中医师不知道如何使用麻黄等中药材，甚至视麻黄、桂枝等为峻药，连《伤寒杂病论》里面最基本的"葛根汤""麻黄汤""小青龙汤""大青龙汤"等方剂都不会运用，难怪现代的中医被很多人认为只能调养身体，不能治病。

麻黄是"有问题"的中药材吗

麻黄这味中药材，含有麻黄碱，有兴奋作用，很早就被很多运动比赛禁用，认为会导致比赛不公。20世纪90年代，麻黄被一些药厂提炼为减肥药，其中部分产品为了减肥速效而滥用剂量，有人过量服用造成严重心悸甚至死亡，因此引起美国食品药品监督管理局的注意。更有人提炼麻黄，制成冰毒（即去氯麻黄碱），在毒品市场大量销售，导致美国联邦政府及各州政府的严重关切。2001年，美国正式将麻黄列为联邦政府管制药物。

这样听起来，麻黄是个"有问题"的中药材。其实，正好相反。联邦法案严格管制麻黄，却也正式建立了两个合法使用麻黄的路径：一个是持有麻黄使用执照的药厂，另一个就是中医师！美国食品药品监督管理局做了很多关于麻黄的研究及考察，认可麻黄在中医治疗肺部疾患上的实质效用，也认可专业中医师不会在非中医治疗上滥用麻黄，因而在制定麻黄管制法案时，认可中医师使用麻黄。

当然，这中间有许多曲折的故事，才能让美国食品药品监督管理局充分认识麻黄在中医临床治疗上的用处。倪海厦老师当时以佛罗里达州政府中医管理委员会副主席的身份，也被邀请讨论麻黄的临床用途。当然，目前只有加州、纽约州、伊利诺伊州三州有法规提及麻黄，加州和纽约州明文规定中医师可以使用麻黄。

言归正传，回来谈哮喘。临床上我治愈过很多哮喘患者，举个例子来讨论。

病例及症状

患者，女，日本人，46岁，两年前的秋天开始剧烈咳嗽，咳到肋骨断裂。也许有些读者会问，怎么咳得那么厉害？其实当患者咳得很严重时，胸部肌肉会紧缩，加上患者原本骨质不够强壮，导致肋骨断裂。

患者看了好几位西医专科医生，都说这是一种很特殊的哮喘，无法治愈，只给患者开了两种喷雾剂。第一种是每天都要喷，第二种是咳嗽很严重时用的强效喷雾剂，但医生警告她，强效喷雾剂有许多不良反应，能不用就不用。

药方解析

患者在朋友推荐下来就诊，我仔细望闻问切，探求其中的问题所在。有意思的是，虽然患者症状很严重，西医专科医生也认为是一种很特殊的哮喘，但从中医角度看，我并不觉得她的病情有那么严重，只是肺寒，还未化热。根据我的经验，许多日本人对中药的反应很快，所以我只帮患者开了小剂量的"小青龙汤"。另外，因为她咳了很久，必定伤到元气，肺的津液也不够，因此我在中药方里加了润肺、补肺气的杏仁、麦门冬、人参。

结果超出我的预期，患者只服了一天的中药水剂，咳嗽就降到使用喷雾剂时咳嗽程度的5%左右。于是，患者直接停用喷雾剂，咳嗽稍有反弹，回到了使用喷雾剂时的20%左右。接下来几天，咳嗽一天比一天少，一周的中药还未服完，患者回来复诊，对自己的康复情况非常满意。不过，她因为工作缘故要去外地两年，希望我能把中药水剂改成中药粉剂。后来患者反馈，除了偶尔感冒时才会咳嗽，不再像以前那样剧烈咳嗽了，当然也没再使用过西医专科医生开的喷雾剂。

病例及症状

另一个哮喘病例是一位中年女性，得了肺炎，在当地住院十天，使用大剂量抗生素来压制。肺炎是好了，但开始出现哮喘及胸部疼痛的现象，去西医院就诊，不但证实患有哮喘，肺部X光检查还有一个阴影点，医生要求做活体组织切片检查。

这种情况经常见到，使用了大剂量的抗生素来压制肺炎，表面上好像把肺炎治好了，然而从中医角度来看，反而让肺寒及痰饮更往深处走，虽然不一定会立即转变成哮喘，也埋下了隐患，以后感冒更容易演变成严重的病变。

这位患者服用中药一周后，胸部疼痛大幅减轻，未再出现哮喘症状。患者复查X光检查，显示阴影减小，未做活体组织切片检查。患者继续服用中药两周后停药，肺部恢复正常。

第十九章

急性肺炎

在第一部分讨论新冠肺炎疫情的章节，我已经大致解释了中医治疗肺炎的思路。当然，医理归医理，临床治疗时有很多变因，往往让病情复杂化。

病例

这位患者是通许县人民医院一开始收治的新冠肺炎确诊患者之一，医生们依照之前的讨论及成功病例的经验，给予患者"大青龙汤""射干麻黄汤""泽漆汤""茯苓四逆汤"等不同的加减组合。可是，和之前的病例不一样，患者烧退几小时后又开始发热，反反复复。尝试了不同的治疗方法，还是无法逆转病情发展。几天后，肺部CT影像恶化。

由于条件受限，我只能用微信视频功能直接问患者问题，"望闻问切"只剩下问诊。

症状

问诊后，我认为有几个症结导致治疗胶着。这位患者体格胖大，得肺炎后，心肺功能更加衰弱，肺津液不足。同时，中医认为吸气不仅仅是空气进入肺部，肺气更需要下行到肾，而这位患者中下焦寒湿严重，阻隔肺气下行，也让肾无法顺利纳气。因此，除了原本使用"大青龙汤""射干麻黄汤"等方剂，还得一并处理这些问题，病情才能改善。

药方解析

于是，我开了以下药方：射干、麻黄、紫菀、款冬花、生半夏、生姜、细辛、葶苈子、炮附子、石膏、知母、炙甘草、炙黄芪、党参、麦门冬、红枣。

这个药方，比患者之前服用的药方轻许多。也就是说，即使病情复杂，也不代表需要使用更强的中药，譬如用甘遂等重药来退肺积水；高热不退，也不表示得使用更大剂量的石膏等，而是得多考虑一些细节。

这个药方中除了"射干麻黄汤加石膏"外，还有几个重点：第一，为了减少患者中下焦寒湿，加了炮附子，配合原有的麻黄和细辛，为典型"麻黄附子细辛汤"；第二，为了强肺气，加了黄芪和党参，不过，既然患者心脏也弱，把黄芪改成炙黄芪，炙过的黄芪有苦味，入心，兼顾心肺，而不再加入生附子等重药来强心；第三，加入麦门冬来增加肺的津液，麦门冬和石膏的用处是不一样的；第四，没有选用"泽漆汤"内的大戟，而是用葶苈子，因为大戟偏向去肺部四周的积液，葶苈子偏向去肺部下方的脓痰，比较对应这位患者的咳嗽声及其他症状。

依照这个药方，再根据患者当天状况稍微加减，患者很快退热，没有再发热，肺部CT影像也好转了。患者恢复的速度超出预期，不到一周就达到申请治愈病毒基因检测的标准，通过两次病毒基因检测为阴性，很快获准痊愈出院。

病例

我有一位患者，四十多岁的女士，就住在旧金山湾区。患者自述本来好好的，开车到超市买食物，买完后推着购物车往停车方向走，突然觉得呼吸困难，身体无力，几乎要倒在地上。她感到情况严重，马上去凯萨医院就诊。医生检查后告诉她，依照各种症状判断，几乎可以确定她感染了新冠肺炎，但整个凯萨医院的医疗系统没有足够的病毒基因检测盒，无法帮她检测，只能给她一些退烧药、抗生素，要她回家自我隔离。

症状

患者无奈回家后，全身无力，整天躺在床上，鼻腔被大量鼻涕、痰饮完全堵住了，不断咳嗽，胸口非常紧，呼吸困难，身体多处强烈刺痛，患者用"going through the hell"（走进地狱）来形容。在诊所一位老患者的大力推荐下，她联络诊所视频就诊。以我的经验来看，她的状况明显和美国季节性流感不同，确实很可能得了新冠肺炎。我根据患者的症状开方，方向如前面讨论的，以"射干麻黄汤""大青龙汤"等加减为主。

患者服用中药后痊愈

这位患者服用中药一天后反馈症状开始缓解，咳嗽明显减少，呼吸也顺畅了，身体刺痛减少，让她立即觉得中药有效。不过，患者说服用中药后，有一种像喝了太多咖啡，很兴奋。她平时就对咖啡因很敏感，问我中药里是不是有咖啡因。我跟她解释，应该是中药方中的麻黄造成的，要她先改成每次服用半碗，暂时减少身体对麻黄的反应，等一两天后再根据情况做调整。

过了两天，患者再次反馈中药量减到半碗后，不到一天，病情马上恶化，恢复到每次服用一碗，病情又再度好转。

自从视频就诊后，患者服用中药不到一周，所有症状几乎都消失了，只是偶尔喉咙有点痒痒的。

第二十章

异位性皮炎和牛皮癣

之前提到中医有句话"内不治喘，外不治癣"，本章就来讨论一些"癣"吧。

确实，异位性皮炎和牛皮癣都是很令人头疼的问题，一般西医认为是免疫系统疾病，也就是说只能压制症状，无法根治。皮肤科医生一般会使用类固醇药膏来治疗，往往一开始使用还挺有效的，可是一旦停药，很快会复发，且常常比之前更严重。而长期使用类固醇药膏，身体会吸收类固醇成分，有一定不良反应。

中医治疗异位性皮炎和牛皮癣也不轻松，特别是严重的牛皮癣，治疗时病情经常起起伏伏，一眨眼就会拖上好几个月，中医师及患者都得有点耐心，不能半途而废，不然就可惜了中医治愈牛皮癣的机会。

发与养

中医治疗异位性皮炎和牛皮癣，得花一些心思，一般情况下有两个大方向：一个是"发"，一个是"养"。

"发"是指先把异位性皮炎和牛皮癣"发尽"，让皮下不好的脏东西先排掉，也就是中医所谓的"祛湿"，然后才能把皮疹、皮癣彻底除去。换句话说，在刚开始治疗的几周，患者的异位性皮炎或牛皮癣可能会变得更严重，等到"越过一个山头"，白皮屑下方的皮肤颜色慢慢由红转为正常，才会感到病情转好。这考验患者对医师的信心，以及患者对抗皮疹、皮癣的毅力。

"发"这个方向，对一些爱美的女性而言有点辛苦，毕竟如果"发"在脸上，对患者而言是很大的心理负担。

异位性皮炎和牛皮癣除了和皮下的湿有关，大多数也和肝解毒功能不好有关，在儿童异位性皮炎患者身上更是明显。现在的小孩接种疫苗的种类越来越多，不少孩子在打疫苗后会有皮肤红、肿、痒的反应，通常几天、几周内会自行消退。然而，疫苗的制造及剂量只是基于统计学，每个孩子的状况不同，内脏生长的情形也不一样，却得按照年龄用同样剂量的疫苗，因此有些孩子无法承受，肝脏负责解毒，第一个受伤的器官就是肝脏，导致异位性皮炎或各种过敏。

"养"是从清肝、补肝血着手，提升肝功能，进而逐渐改善异位性皮炎和牛皮癣。这样的治疗方向较缓和，对轻微的异位性皮炎和牛皮癣是个不错的选择，但对病情严重者往往缓不济急，患者皮肤这边好一点那边又因为难受而抓烂了，疹块也越抓越多。

病例及症状

患者，女，30岁左右。脸上长满异位性皮炎，暗红色疹块几乎盖住整张脸，痒到忍不住搔抓，又有很多灰褐色的皮屑。手脚也有皮疹，但没有脸部严重。异位性皮炎非常困扰患者，她还未婚，脸上都是皮疹，让她不敢相亲及试着交往。

药方解析

诊疗的这段时间，正好是新冠肺炎大爆发之际，大部分公司让员工在家办公。患者和我商量，是不是利用这个机会，好好把皮疹发出来。

我有些犹豫，如果年轻女孩脸上的皮疹发得太严重，忍不住用力抓，说不定会留下疤痕。不过，患者觉得脸上皮疹都已经这么严重了，再不改善，和脸上都是疤痕也没有差别了。于是我开了中药方：麻黄、杏仁、薏苡仁、炙甘草、蛇蜕、蝉蜕、百合、生地、当归、川芎、白芍、黄芪、桂枝、葛根、石膏、知母、柴胡、人参。

麻黄、杏仁、薏苡仁、炙甘草四味药为知名的"麻杏苡甘汤"，解表除湿、宣利肺气，为此处发疹的主力。蛇蜕和蝉蜕清表，百合、生地、当归、川芎、白芍补血，黄芪和桂枝行气，葛根引药上行，石膏和知母除热，柴胡清肝，也引药入三焦。而人参在这里是益气生津、补津液，如同"白虎加人参汤"使用人参的意味。

整张脸仿佛重生，一点疤痕也没有

患者刚开始服用中药时，果然脸上的异位性皮炎看起来更严重了，最明显的改变是多了很多灰色的皮屑，患者忍不住把皮屑"磨"下来，但又会出现更多皮屑，好像永远都去不干净。一周又一周，患者脸上的异位性皮炎似乎并无好转，但患者铁了心，这次一定要战胜病魔，我也很感谢她的信任及毅力。

四周快过去了，患者的异位性皮炎总算开始退了，脸上的皮屑大幅消失，本来躲在皮屑后的暗红色疹块变成了细嫩的皮肤。开始好转的速度比我们期待的还快，不到十天，患者整张脸好像重生一般，除了脖子还有零星红疹，脸上几乎看不出来有异位性皮炎，连疤痕都没有。患者非常高兴，说这是多年来最好的情况。我开玩笑说，她现在可以找对象结婚了，她笑着回答，这是她急于康复的原因！

当然，也不是每个病例都得"用力发尽"。如前面提到的，许多皮疹病例，我们会改用"养"的方式，逐渐改善；也有些病例是先"发"一阵子，虽然还未见好转，但为了不让皮疹太严重，就改为"养"，这样还是比只用"养"的方式快一些。

病例

患者，男，60多岁，全身上下多处有牛皮癣，自述已经长达二十年，试过许多西医、中医及网上流传的偏方，皆没有进展，在朋友推荐下，想来诊所试一试。

患者听了我的解释，很勇敢地说，讨厌的牛皮癣都已经20年了，要发就发，没什么好怕的。于是，我也没有刻意减小药量，让患者"勇敢地发"，他的牛皮癣也真的一周比一周发得更多。

由发改为养，全身的牛皮癣几乎退尽

皮癣发了四周，还看不到"发尽"的感觉，患者自己不介意，希望继续"发"下去，我却替患者感到辛苦，决定改为用养的方式为他补肝，再搭配滋润皮肤的中药。

患者的牛皮癣果然开始退了。从发改为养的四周后，患者上半身的牛皮癣已经退得差不多了，几乎看不出来有皮癣；下半身的牛皮癣也退了不少，但没有上半身那么快。于是我在原中药方中加了一些引药下行的中药材，让药效偏重于下半身。又过了四周，全身的牛皮癣几乎都退尽了。

第二十一章

带状疱疹

说到带状疱疹，年长一些的人都很害怕。西医认为带状疱疹是病毒引起的，一旦感染，终身都无法彻底去除。身体状况好时，病毒躲在脊神经里；身体状况不好时，就跑出来发病，让患者起难受的皮疹、水疱，非常疼。

有人推荐接种带状疱疹疫苗，然而，带状疱疹疫苗大概只能减少不到一半的得病概率。如果已经感染带状疱疹病毒，带状疱疹疫苗最多只能减缓发病时的疼痛。另外，为年长患者接种时，应解释可能出现的不良反应。

病例及症状

患者，女，60多岁。右脸长满带状疱疹，几乎被暗紫红色的疹给盖住了，同时有很多一两厘米的黄水疱，有些已经溃烂流脓，她感觉好像有东西在脸上跑来跑去，十分难受。患者说是有生以来第一次得带状疱疹，一个星期不到就变得如此严重。患者三年前得过淋巴癌，经过八次化疗。

针灸手法

怎么治疗呢？我先在委中及曲池放血，中医认为在这两个穴位放血有解毒的效果。接下来下针曲池、合谷、血海、三阴交、筑宾，这些穴位可以行气血、补血活血、清热解毒。

药方解析

中药方面以清肝解毒、清表等为主，这个患者服用的药方为：荆芥、防风、柴胡、玉金、黄芩、黄连、银花、连翘、蛇蜕、蝉蜕、苍术、茯苓、龙胆草、栀子、通草、车前子、炙甘草、生地、泽泻。

刚服中药的前几天，患者带状疱疹发得更严重，这其实并不奇怪，治疗一开始得把疹发尽。因为患者已经很严重了，我没有使用常用的麻黄，而改为较温和的荆芥来发疹，以免患者太难受。

一周后，患者的带状疱疹消掉大半，疼痛感明显减轻，同样的中药方继续使用。又过了两周左右，患者脸上只剩下一小部分暗紫红色的疹，黄水疱只剩一些小点，也都已开始萎缩，不痛了。

第二十二章

肝炎

美国食品药品监督管理局正式批准几种丙型肝炎药物，宣传治愈率80.95％，为很多丙型肝炎患者带来了希望。然而，这些药物极为昂贵，一般人负担不起。

乙型肝炎一直是全世界都无法忽视的健康问题，世界卫生组织预估全世界至少有3.5亿人感染乙型肝炎病毒，而中国更是乙肝大国。到目前为止，针对乙肝，仍没有特效药。其实，很多中医师都有治疗肝炎的经验，如果辨证及下药精确，中药可以帮助患者改善病情，成本还不高。

病例

有位年轻的女患者，患有乙肝多年，家人中亦有几位乙肝病患，而刚刚验血发现病毒数超过500000IU/mL，急着想办法治疗。一般情况下，西医认为乙肝炎病毒数不应该超过2000IU/mL，如果超出过多、快速增加，就应该立即治疗，不然会导致肝功能受损，或者可能造成肝癌等病变。

药方解析

虽然中医看诊不像西医需要做各种检测，而是按照中医望闻问切的信息来诊断，但是中医必须解释为什么患者会表现出西医检测发现的异常，因此参考西医的检测结果无可厚非。这位患者以中医诊断的方式看来，确实肝不好，得花不少精力来清肝，主要以柴胡、玉金、黄芩、龙胆草、茜草、鳖甲等为基础，加上一些补血及其他药材来应对患者的血虚等。

患者带了两周的中药回家，服用后没有不良反应。然而，患者觉得前来就诊太麻烦，改看其他中医。

改看"名中医"，病毒数竟然飙升

那位中医师不解释治疗方法，也不让患者知道药方细节，规定患者只能买他们制作的汤药浓缩包，每天服用三包，还得每周复诊下针，且费用不低。

没想到几个月后，患者又来就诊。患者表示，服用了那位"名中医"的汤药浓缩包几个月，病情不但没有改善，病毒数竟然飙升！患者问我为什么，这要我如何解释？可能原因有很多，不一定是那位中医师的错，但确实不能排除夸大不实的宣传。这样的事情也不少，很多"名医"，看诊费高昂，一天可以看上百位患者，公布出来的病例都是"患者自我感觉良好"，却拿不出治疗前后西医检测差异的证明。

当然，这不是患者的错，大多数患者并不了解中医，在病急求医下，很容易被蒙骗。针对这位患者，我决定还是维持几个月前的药方，一味没改。

老老实实服用中药，肝功能恢复正常

这次患者按照计划定时复诊，连续服用中药后，肝功能恢复正常，病毒数大幅减少，基本没有不良反应。另外，身体也有不少改善，譬如以前月经来时会有严重的偏头痛，现在完全没有了，代表肝血虚的情况改善了。

然而，就像连续剧一定要有曲折的剧情，这位患者的情况也一样。患者由于家人大力反对中医治疗，不是要患者改看西医，而是患者母亲认为家中好几位都患有乙肝，没看中医也没看西医，一辈子也是好好的，让患者不要浪费钱去看医生，不要管它就行！患者不敢得罪母亲，也没跟母亲解释大半年来病毒数的大幅改变，就直接停止服用中药。

除此之外，患者还做了几件傻事。她开始进修一门课程，每天半夜两点才睡觉，情绪也很紧张。另外，患者的饮食变得很单调，就只吃几种常见的青菜及豆腐，几乎没有补血的肉类。睡觉和饮食等生活习惯对肝保养非常重要，我每次看诊都会一再提醒患者，没想到她完全不放在心上。

患者消失了近半年，突然又回来复诊，因为例行验血发现肝炎病毒数很高，肝功能指数（AST/ALT）也上升许多！我猜到患者病情会反复，但没想到会这么差，让我有些惊讶。

患者这次老老实实地服用中药。没多久，病毒数下降了，肝功能指数也正常了，B超显示无异状。目前，患者肝功能明显改善，需要下次血液检测确定病毒数是否降到安全程度。

虽然这只是一个病例，但临床上我看过不少肝炎病患，很多中医师也帮助过肝炎病患。所以，如果我们能推广中医治疗肝炎，不但可以帮助很多患者，还可以大幅降低医疗成本。

第二十三章

慢性咽喉炎及咽喉异物感

很多人都有过喉咙卡卡的感觉，也没什么东西阻塞，但总是想轻微咳嗽一声来清清喉咙。西医有许多可能的解释，譬如慢性咽喉炎、慢性扁桃体炎、胃食管反流等。本章以慢性咽喉炎为章名，只是让读者知道我们在讨论那种喉咙被哽住的感觉，并不限于慢性咽喉炎。

病例及症状

先来谈一个简单的病例。患者，女，34岁，咽痒，咳嗽三月多，有时候会严重到呕吐。西医诊断为慢性咽喉炎，服用西药没有效果，仍然咳嗽不止。舌苔白厚，眼诊脾区不佳，整体表现是寒湿比较重。

一般慢性咽喉炎，或者类似的咽喉不适，常常是之前感冒或其他原因导致气滞于咽喉，薄而稠的痰饮停留在咽喉，这样的"气滞"与"痰饮"让患者觉得"喉咙总是卡卡的"。

药方解析

《金匮要略》里有个叫"半夏厚朴汤"的方剂挺管用的：半夏、厚朴、茯苓、生姜、苏叶。半夏化痰止呕，厚朴开郁行气，茯苓健脾利水，生姜辛温发散，苏叶宣肺降气。

这位患者的情况比较严重，除了咽喉的气滞、痰饮外，肺寒凉，得外加几味药：麻黄、白芍、干姜、炙甘草、细辛、桂枝、五味子，如同"半夏厚朴汤"和"小青龙汤"的合方。

患者服用中药水剂八天后，咳嗽好了。因为久咳会使肺虚、肺津液不足，我又给患者开了一两周的中药粉剂，以润肺做个收尾。

咽喉异物感

遇到"喉咙总是卡卡的"这种情况时，西医使用抗生素治疗炎症，或者用制酸剂压制胃酸反流，如果没有好转，常常会告诉患者，那是咽喉异物感，为精神官能症的一种。

换句话说，是你的神经有问题，没事传假消息给大脑，或者是你的大脑没事乱想，产生了咽喉不适的幻觉，所以又叫"臆喉症"。这没有确切的治疗办法，大多会建议患者服用消化酶及B族维生素，看看会不会有所改善。再严重一些，还可能被当作自主神经失调、焦虑症、抑郁症等，得服用精神类药物。

我们来想想，这样把"喉咙卡卡的感觉"简单归为咽喉异物感是否合理？许多病例是先被诊断为慢性咽喉炎、慢性扁桃体炎、胃食管反流等实质病症，按照这些病症来治疗无效后，才被说成是"咽喉异物感"，用来解释为何之前的治疗无效。而临床上，中医使用简单的"半夏厚朴汤"加减，治愈了很多这样的患者。既然几味中药材就可以解决，显然不是病患自己妄想出来的问题，也并非神经乱传信号的结果。

不过，问题来了，中医认为以上这种状况是气滞、痰饮导致的，那怎么证明呢？目前没有科学仪器可以侦测中医所谓的"气"，把摄像机放入咽喉，也不一定看得到明显的"痰饮"卡在咽喉，使得许多西医不接受中医的解释。然而，这其实是一个科学论证的问题。当一个新的理论被提出来时，不一定马上有可以直接验证的方法，可能没有适合的仪器，也可能没有足够的科学能力来支持。这种问题在物理学界一直存在，就像爱因斯坦一百多年前提出的广义相对论，到现在依然没有全面完善的方法来验证，只能从光偏折等自然现象来佐证。

换句话说，当目前的科学无法解释及侦测"气"的时候，争论"气"是否存在是没有帮助的，而是应该想一想，有没有间接的佐证，至少可以提高我们对临床治疗的信心。既然中医认为这样"喉咙卡卡"的问题出自气滞、痰饮，那么，除了"半夏厚朴汤"外，其他行气、祛痰的中药是不是也有效果？

是的，使用黄芪、桔梗、远志等不同中药材的组合，可能没有"半夏厚朴汤"那么迅速有效，但也可以解决"喉咙卡卡"的问题。这虽然不能直接证明中医的说法，却提供了佐证，加强了原本理论的结构性。

或许有人会说，这只是在自圆其说。没错，当一门学问能自圆其说，逻辑架构完善，并且有高度解决实质问题的一致性，那就是科学。况且几乎每个人稍微接受一些指导就可以感受到"气",而一个人人都可以感受到的现象,却因为没有仪器侦测,就硬说那些感受到的"气"都是"幻觉""神经反应",更是无法自圆其说,更偏离科学的基本精神。与其因为目前没有仪器能够侦测"气"而否定"气",不如多花些精力去思考如何间接证明"气"的存在,以及把有效的治疗方法推广到临床上。

第二十四章

关节炎

有一首老歌《加州旅馆》，我很喜欢。每次听到，脑海中就会浮现在加州沙漠高速公路上开车的景色，那种荒凉、慵懒的情调，在沙哑的歌声及电吉他旋律中，像车窗外微热的风一样吹拂在脸上……很可惜，老鹰合唱团的填词及主唱格列·弗雷几年前过世了，死因是风湿性关节炎、结肠炎等引发的并发症。深受很多人喜爱的歌曲《加州旅馆》，从此带上一层深深的忧伤！

西医将关节炎分为很多类，基本上有原发性和继发性两大类型。原发性关节炎通常是指因为老化而造成的关节炎；继发性关节炎的范围比较广，从运动损伤后遗症、免疫系统障碍、基因问题、骨病、药物不良反应导致的骨头坏死或化学不溶物进入关节等。

在各种关节炎类别之中，最普遍、最让患者苦恼的，通常是免疫系统问题导致的关节炎，如慢性的类风湿性关节炎及急性的痛风。西医目前只能减缓关节炎的疼痛，却无法根治，也很难避免骨关节继续肿胀变形。

而长期服用的类风湿性关节炎药物，可能导致各种不良反应，如病毒及细菌感染、神经系统问题、血液问题、心脏衰竭等。有报道说格列·弗雷就是因为这些不良反应而死于急性溃疡性结肠炎和肺炎的。

寒湿入骨节

中医治疗类风湿性关节炎及其他关节炎，虽然也不是件容易的事，但确实有良好的效果，不仅仅能免除患者的疼痛，还可以阻止关节炎继续恶化，甚至有不少骨关节变形的病例也能有所改善。

现在许多中医师听到西医所谓的"炎症"，又看到关节炎"红、肿、热、痛"的症状，就直接想到"清热解毒"，开的中药方皆以寒凉药为主。然而，这往往只是压制表象，而没有掌握真正的病因。

临床治疗上看到的关节炎，大多数可以对应中医所谓的"历节"，在古籍《伤寒杂病论》中已有阐述。最简单粗浅的解释是"寒湿入骨节"，当寒湿在骨关节中累积得越来越多，阳气无法入里，会往外反逆，造成红、肿、热、痛的症状。这也是为什么痛风急性发作多在半夜：半夜大量阳气由体表入里，从保护体表转变成修复内部，更多的阳气无法进入骨关节而反逆，导致骨关节附近更加疼痛，这也是中医常提到"阳病白天严重，阴病晚上严重"的一种表现。

以寒凉药治疗的问题

既然是"寒湿入骨节",治疗方向自然应该以祛寒、祛湿为主。以寒凉药来"清热解毒",短期内或许可以压制症状,让患者感觉舒服一点,但长期下来反而可能让病情恶化。

不少患者告诉我,几年前关节炎刚开始发作时,服用某位中医师开的药方,感觉挺有效的,服药没几周疼痛就减轻了,但总是反反复复;现在关节炎又发作了,比以前更痛了,骨关节也变形了,服用原来的药方却一点用都没有。患者很纳闷,搞不清楚其中原因,但他们一把中药方给我看就一目了然了——全都是以清热解毒为主,如此治疗跟西医的止痛药比,也好不到哪去。

药方解析

关节炎治本的方法以"热药祛寒,利水药祛湿"为主。听起来很简单,却有两个大问题。

首先,骨关节里的寒湿通常是累积多年,患者才会表现出关节炎的症状。既然是累积多年的寒湿,想要去掉,就不是服药两三周的事情,医师及患者都得有耐心。临床上,患者服用中药两三周后,可能感觉到病情有所改善,但是要完全不痛、活动没问题,大概需要几个月。如果骨关节已经严重变形,变形的骨关节想恢复正常形态更难。不过,有耐心慢慢服药,做到不痛、活动自如、生活正常是没问题的。

其次，"热药祛寒，利水药祛湿"听起来简单，临床治疗却是艺术。每位患者的症状及情况都不一样，关节炎的寒湿累积是一个相对局部的现象，选择什么中药、如何组合搭配、各药的剂量都很重要，如果只是开大量的热药、利水药，患者服药后可能会出现不良反应，而关节炎症状可能并没有改善，药力根本到不了想要治疗的地方，或者药性在该局部发挥不了作用。

譬如，手指的关节炎通常得借助于桂枝、乌头蜜等，大热的生附子及生硫黄反而不一定好用。膝、脚踝、脚背等处的关节炎，除了祛寒、祛湿，常常还需要借助麻黄的"发阳"，不然很难痊愈。大脚趾的痛风、脚底的关节炎，除了得多加药材来引药力下行，倚重炮附子可能是少不了的。而强直性脊柱炎，也大多属于中医的"历节"，这个时候，以生附子及生硫黄两个要药为大将，常常是打胜仗的关键。

当然，无论是用哪些中药来组合，更重要的是全面评估患者的身体情况，很多时候患者有其他问题，不适合使用某些中药，或者有控制局部性问题的全身性问题，中医师得特别考虑如何绕路而行，不能盲目直攻、猛攻。

中医治疗免疫系统问题的优越性

值得一提的是，现在越来越多西医研究人员开始注意到中医在免疫系统问题上的优势。我和许多西医专家讨论过，认为其优越性可能和中医在三焦水道运作上的深入理解有关。三焦水道似乎和西医的淋巴液、组织液等人体内液体运行有很大的关联，甚至有人认为这几年才刚刚被发现、充满争议的新器官间质组织就是中医所谓的"三焦水道"。

无论如何，这些液体的运作已经被认定是人体免疫系统功能能否正常发挥的主要环节，对这些"水"的了解越多、越深入，也就越能治疗免疫系统的问题，这或许是为什么西医治不好关节炎，中医却可以治好的合理推测。

第二十五章

鼻窦炎

鼻窦炎是个恼人的问题，每天浓稠鼻涕不断、鼻塞、呼吸不畅，又常常导致面部疼痛及头昏脑涨。

病例

患者，女，50岁左右，美国人。鼻窦炎十年了，情况非常严重，原本由一位美国耳鼻喉科专家治疗，手术治疗两次都没什么效果。本来建议患者再开一次刀，但患者不愿意。这位耳鼻喉科专家建议患者来找我试一试。

这位女士从来没有试过中药或针灸，耳鼻喉科专家要她来找我时，她还以为我是另一位西医专家，走入诊所才知道是中医诊所，她很惊讶耳鼻喉科专家会介绍她来看中医。经过解说后，她非常愿意尝试中药治疗。

症状

初诊时，患者告诉我，她多年前气喘，服用了一堆类固醇药物，后来就有了严重的鼻窦炎。打喷嚏时，鼻涕为黑黄色，长年鼻塞，耳朵不舒服，有黄痰，鼻子和眼睛肿胀、很痒，整天都很疲惫。这两年又正好遇到更年期，手脚冰冷，身体热，夜晚盗汗，半夜两三点总是醒来，让她更加难受。

问题出在哪里呢？类固醇药物对人体伤害很大，这位患者服用大量类固醇药物后，身体变得寒冷，不仅是鼻腔积寒湿，全身都很寒；时机又不太好，适逢更年期"脏燥"，也就是子宫开始干燥，耗用肝血，好像汽车引擎虽不大，但水箱水不足，造成潮热。

针灸手法

治疗上主要以祛寒、祛湿为主，加上把药力引向鼻腔及开鼻窍。下针三阴交、阴陵泉、地机、合谷、迎香透内迎香。脾经上的三阴交、阴陵泉、地机，合称"三皇"，为利水的重要穴位组合；"合谷面口收"，合谷是面部问题常常搭配的穴位。

迎香和内迎香是通鼻窍及治疗鼻病的要穴，只不过许多中医师迎香下一针，内迎香下一针，效果不好，应该是一根针从迎香刺入，把针平躺下来，沿着皮表下方一路刺到内迎香。临床上，鼻子不通的患者，下迎香透内迎香，十有八九几分钟内就可以顺畅呼吸。不过，拔针以后能够维持多久，就得看个案了。

药方解析

中药组合为：茯苓、白术、桂枝、炙甘草、辛夷、菖蒲、苍术、炮附子、葛根、白芷。

前面四味药是有名的"苓桂术甘汤"，虽然很简单，但健脾利水效果好；用辛夷、菖蒲、苍术开鼻窍，炮附子祛寒；葛根和白芷，一方面引药上行，另一方面也帮助缓解面部疼痛及头昏脑涨。虽然是以治疗鼻窦炎为主，因为炮附子的热性及固阳，以及白术、茯苓的健脾利水，身体上因寒湿造成的多种问题也可以一并改善。

服用中药清出大量霉菌后复原

患者第一次服用中药，一周的汤剂，断断续续两周才喝完。患者复诊时告诉我，过去十天都没有鼻子过敏的现象；身体发热减少了，睡眠情况也好了，较容易入睡，夜晚不盗汗了，起床后比较有精神，手脚也暖和多了。说真的，这次换我有些惊讶，虽然临床上常常觉得一般美国人对中药的反应快过华人，但这位女士的反应速度远远超预期。

这次患者又拿了五副相同的中药包，还没服完就打电话到诊所，告诉我们她几天前一大清早从鼻腔排出来了很多霉菌，隔天也一样，现在感觉好像霉菌全都排出来了，非常舒服。同时，她在电话中也告诉我们，因为鼻窦炎的关系，已经很久没有好好度假了，她现在等不及了，要重新好好享受人生，这周就要飞到墨西哥度假。

复诊那周，患者正好也安排见她的耳鼻喉科专家，帮她做CT影像扫描。那位耳鼻喉科专家检查完后，非常惊讶，患者病情最严重的上颌窦已经几乎清干净了，鼻窦炎可以算是好了。他特意写了电子邮件感谢我，后来我们也当面讨论了为什么中医可以治好这么严重的鼻窦炎。

后来患者鼻窦炎完全好了，没有再出现任何鼻窦炎症状。虽然患者身体仍有许多改善的空间，但基本情况稳定，生活恢复正常，患者非常高兴，也真的相信中医了。

第二十六章
肾结石及镜下血尿

肾结石是年纪稍长的人常遇到的问题，有些人查不出肾结石，却发现有镜下血尿，也就是尿液中有过多的红细胞，大多也是因为有微小肾结石，在排出结石时刮伤尿道而导致有轻微的出血症状。

一般而言，年纪轻、身体好的患者，西医可以用超声碎石，让患者自然排出结石。年纪大、肾功能差的患者却不建议用此法。怎么办？其实，中医处理肾结石快速有效。

病例及症状

患者，男，60多岁。两年来后背腰部时不时疼痛，这次突然后背腰部很痛，求助于西医，被确诊为肾结石，但评估认为不适合做超声碎石，只能给患者止痛药，告诉患者多休息、多喝水，看看能不能自行排石。这位患者因为住得远，无法到诊所就诊，改由家人代为问诊。

药方解析

这位患者的中药方以"猪苓汤"为主。"猪苓汤"和"茯苓戎盐汤"的加减，常常用于比较单纯的肾结石病症。"猪苓汤"的中药组合为：猪苓、茯苓、泽泻、滑石、阿胶；"茯苓戎盐汤"的中药组合为：茯苓、白术、戎盐。

二者都以利水为主，"猪苓汤"偏向直接从下焦来利水，"茯苓戎盐汤"偏向经由中焦往下到下焦来利水。戎盐的作用在化石，让大的结石化为小的结石，容易排出；滑石和阿胶的作用，和之前讨论胆结石的情况类似，滑石帮助排石，阿胶减少排石刮上管壁出血。

这位患者服用中药两周，背腰部不痛了。过了几天，正好之前已经安排了西医复诊，做了B超检查，证实没有肾结石了。

病例及症状

再举一个有趣的例子。患者，男，50岁左右。十多年前体检发现镜下血尿，找不出原因，也无法治愈，只好随访观察。像这样每年体检查出镜下血尿又没办法解决，持续了十多年。

药方解析

那年机遇巧合，他告诉了我自己的问题。我听后，考虑西医检查不出问题，结石一定很小，排石的动作不用很大，重点在利水。于是，我帮他开了"五苓散"：白术、猪苓、茯苓、泽泻、桂枝，并把通利下焦的猪苓和泽泻加重。

患者连续服药三周后，镜下血尿的结果都正常。患者告诉我，这是十几年来第一次得到这样良好的化验结果，非常高兴。

第二十七章

颈椎受伤

病例

　　这个病例挺有意思的。患者，男，60多岁，第六及第七颈椎受损，严重压迫神经，从左肩、左手臂到左手掌整天都非常痛，无法持续同一个姿势十分钟。白天已经很惨了，晚上睡觉更不用说，刚睡着就被痛醒，得改变姿势才好一点儿，不到十分钟又不行了。

症状

　　患者本来不太相信中医，但是，西医检查后认为进行颈椎手术风险过高，因此专科医生建议不开刀，服用止痛药等保守治疗。然而，患者服用止痛药的效果不佳，仍然非常痛。患者的妻子因为长期睡眠问题，来找我看诊，效果很好，因此说服患者前来就诊。

我第一次看到患者时有些惊讶，他全身上下长了四五十个脂肪瘤，最大的几乎有一个拳头大，两只手遍布约一厘米大小的脂肪瘤。他找专科医生看过，认为除了一个一个开刀去除，没有别的办法解决。看诊的细节我就不多写了，患者的肝脾有不少问题。

然而，因为患者左手的疼痛越来越严重，对生活造成很大困扰，希望在最短时间内减少疼痛，再考虑如何从根本解决问题。在患者的请求下，我也只好先想办法减少他的疼痛。

针灸手法

理论上，颈椎受损引起的疼痛和一般疼痛不一样，除非受损颈椎不再压迫神经，否则患者的疼痛会持续下去。第一次及第二次看诊，我偏重在患者的颈部以放血及一般处理颈部受伤疼痛的针法来处理。结果，患者几乎没有什么变化，最多只是下针当天好一些，这样的反应让我很沮丧。

患者第三次来就诊时，我重新思考，不再一味纠结"颈椎压迫神经"。我决定修改下针方向，以最简单、最基本的方法来下针：后溪、阳陵泉透阴陵泉、绝骨透三阴交。后溪为督脉的会穴，而"筋会阳陵""髓会绝骨"，以透针的方式来加强效果。

药方解析

中药方倒是一直维持原样：酸枣仁、川芎、知母、白术、茯苓、炙甘草、白芍、伸筋草、延胡索、葛根、白芷、当归、熟地、黄芪、党参、山茱萸、牡丹皮、三七。

有意思的是，隔一周后复诊，患者说痛感下降了三成。既然有了效果，那就维持同样的针灸治疗及中药方。又过了一周，患者说痛感下降到一半。又过了一周，患者说几乎不痛了，还跑去打高尔夫球。

患者告诉我，他因为疼痛，已经很久没有做任何运动，只要稍微用力，左手就更加疼痛，而他非常喜欢打高尔夫球，不能打高尔夫球让他很郁闷。上周他总算能够再度进行喜爱的运动，非常高兴。

这个病例提醒我，中医和西医都是解释及治疗人体的学问，但二者的理论出发点很不一样。虽然适度参考西医的观点有所帮助，临床上，还是要立足于中医本身，过度偏向西医思维，反而远离了中医的理念。

第二十八章

膝盖受伤

病例

这个患者是我自己，既是主治中医师又是患者，可以从两个角度来看事情，同时和西医的治疗方式做对比，是个不太一样的病例。另外，既然患者是我自己，我可以放慢笔调多聊聊，不那么严肃，也让大家多听一些故事。

我热衷攀岩，每周会到攀岩馆爬三次，从新手到可以自信地爬 5.11b/c[①]、V4/V5，进步还算不错。同时，为了提升攀岩技术，我加强了核心肌肉训练，体能大增，肚子上的肥肉大幅减少，六块腹肌再度浮现，体重降到63千克，即使是我二十多年前练潜水、当潜水长时，也没有达到这样的标准。

一个周二，我又去挑战了一个角度大又很高的反向倾斜V4。

---

① 指攀岩难度等级。5.11a级以上难度大，一般需要大量的艰苦训练才能达到。

从安全角度讲，爬到顶后应该往下爬一段再跳下来，但是反向倾斜的攀岩墙不容易往回爬，很多人都直接跳下来，何况下面又有很厚的垫子，所以，我也直接往下跳。

这本来没什么，我也跳过很多次，但是，这次跳下来后左脚踝有些怪怪的。十多年前，我的左脚踝严重扭伤过一次，之后每两三年就会因为运动不小心而觉得怪怪的，但没什么大问题。

症状

这次左脚踝受伤，我觉得没什么大不了的，认为下一两次针就会好，因而只把运动量减少，没有好好休息，扭伤后的那个周六晚上，还是照样做了核心肌肉训练。

做核心肌肉训练时，左脚踝疼痛，我想办法把左膝撑紧，减少左脚踝的压力，硬是把整个训练做完。结果到了半夜，左膝开始疼痛不已。

针灸手法

这也不是我第一次膝盖受伤了，忍着撑着，周日整天躺在床上，每三小时下一次膝五针：鹤顶、外膝眼、内膝眼、阳陵泉透阴陵泉，五个穴位却只有四针。

刚开始下膝五针时，不但进针时很痛，下完针后膝盖更加肿痛，合理的推论是膝五针加强了气血，提高人体自我修复能力，但也大大增加阻塞处的压力。如果自己不是中医师，治疗过很多膝盖有问题的患者，可能会怪这个中医师乱治疗，把膝盖搞得更糟了。不过，说真的，当膝盖越来越痛，还得继续为自己下膝五针，确实是在考验一个人对中医的信心。

一般而言，膝五针下几次后会开始改变，觉得下针真的有效，而轻微的扭伤可能第一次就见效了。我那次挺严重的，膝五针下到第六次才看到转折点。虽然还是行动不便，但周一已经比周日好很多，拄着拐杖照常到诊所看诊。

周一诊所比较忙，我拄着拐杖走来走去，到了傍晚又开始很痛，虽然还是比周日好，但很明显的，没让膝盖好好休息，造成了退步。周一晚上因疼痛没有睡好，周二早上好像也没有好转，诊所同事担心我是不是骨裂了，建议我去照个X光片确认一下。

确定没骨裂

我在医院折腾了两个小时，从左膝盖到左脚踝照了十多张X光片，没有弄伤骨头，西医凭着先进的科学仪器确实比较厉害。看诊的女医生大概医学院才刚毕业没几年，很认真，用各种办法搬着我的左脚做很多不同动作，想确定我的筋没有断掉，解释说膝盖附近有很多不同的软组织，即使用磁共振也不容易确定哪里受损，更何况我的情况应该没有严重到用磁共振！

我一面看着为我做检查的女医生把我的左脚弄来弄去，一面听她解释，脑子里想的全是"痛、很痛、非常痛"！不过，我还是秉持看诊时和患者说说笑笑的习惯，苦中作乐，没有办法。

医院的结论是左膝盖有不明的软组织受损、发炎、水肿，这些都是我本来就知道的。医生当场给我开了1000毫克的布洛芬，要我每六小时服用400毫克。医疗助理好心帮我倒了水，拿着药丸给我，被我婉拒了。他不得不把医生找回来，问我为什么那么痛、那么肿，却不愿意服用消炎药。我不想和医生当场争论，没让她知道我是中医师，只淡淡地说，我想靠身体自己的能力复原，不想依赖化学药剂。医生睁大了双眼，也不知道该说什么，只好把原来处方中"每六小时服用消炎药"加上了几个字"if needed（如果需要）"，让她无须承担法律责任。

另外，医生要我每天冰敷几次，同时要我用绷带把左膝盖绷得紧紧的，以控制水肿。这些都违反中医理论，我并没有遵守。不过，我去医院检查有两个好处，一是确定没有骨裂，二是拿到了拐杖，让我的行动方便许多。

周三开始，下膝五针及服用中药成为我的例行事项。或许因为确认没有骨裂，心中的阴影消失了，心情好很多，让我左膝盖复原的进度大幅提升，周四下午已经可以不用拄拐杖走路。中医治疗，比那位女医生评估我需要四到六周的复原时间快很多，这让我沾沾自喜。不但没有多加休养，反而跑来跑去，做各种动作，还打算周日马上就要回去攀岩。

从左膝盖换到了右膝盖

结果，左膝盖确实好了，可是因为一周多由右膝盖承受大部分身体重量及活动压力，到了周六凌晨，我的右膝盖突然痛起来，无法伸直、受力。一周以来的膝盖受伤情节，从左膝盖换到了右膝盖，又得花时间复原。

还好，右膝盖受伤没左膝盖严重，膝五针加服中药，不到一周，右膝盖也好了。不过，这次我学乖了，不急着回去攀岩，先使用健身脚踏车来增强膝盖四周的肌肉力量，慢慢加大健身脚踏车的阻力来训练膝盖，和缓地训练了两三周之后才再度回去攀岩。

"虚荣，肯定是我最喜欢的罪恶！"人果然不能太虚荣，如果一开始我攀岩时好好地往回爬再跳下来，或者左脚踝怪怪的时候就停止运动、好好休息，或者别那么急着证明中医修复膝盖的快速效果而来回乱跑，也就不会把自己搞得那么惨了。

第二十九章

痔疮

很多人都有痔疮，长年坐办公桌的上班族、司机等，都很容易得痔疮，却不好意思去看医生。一般西药治疗痔疮的效果不是很好，严重时需要手术治疗，又容易出现不良反应，譬如经常性出血、感染、肛门狭窄、大便失禁、直肠脱垂等。另外，直肠离膀胱神经很近，一不小心可能会造成膀胱内尿液无法排尽，也就是尿潴留。而中医治疗痔疮，无论是内痔还是外痔，往往又快又好。

病例及症状

患者，女，30岁左右。得痔疮好一阵子了，几次西医检查都认为很难治好，让她很困扰。这位患者消化吸收功能很差，非常瘦，也有个很大的坏习惯：每天很晚睡，常常半夜两点多才上床，导致血无法归肝更新，因而肝血不足、心阳虚弱。同时，患者长期服用避孕药，临床观察发现避孕药会损伤心脏，患者血压只有106/47mmHg，心率很慢，55次/分。患者脚冷，每次吃饭时都觉得身体热，有上热下寒的表现；便秘、腹泻反复发生。

这位患者明显肝功能失调，心火下移，下焦寒湿，加之长时间伏案工作，造成了痔疮。

药方解析

患者的痔疮问题本身并不难治，但她整体的健康情况及生活习惯更需要注意。我开的中药方为：当归、赤小豆、槐花、白术、茯苓、柴胡、玉金、白芍、黄芩、生地黄、炙甘草、生姜。当归润肠，赤小豆、槐花、白术、茯苓祛湿，柴胡、玉金、白芍、黄芩清肝，生地黄补血，炙甘草强心和胃，生姜温中。

患者服用五副中药后，痔疮不见了，她很惊讶，西医复诊，专科医生比她还惊讶，本来认为很难治好的痔疮竟然这么快就好了！这位患者是在美国土生土长的华人，不会说中文，更不用说相信中医了。经过这次痔疮治疗，完全改变了她对中医的看法，不再怀疑家中长辈对中医的推崇。

第三十章

卵巢囊肿

卵巢囊肿通常并不难治，且治疗效果不错，一致性挺高的。每次听到患者的好消息，还是会跟着高兴一下。

病例

那天下午，一对台大的学弟学妹夫妇来复诊，他们都30多岁，也都是学工程的。两个多月前初诊时，他们告诉我，西医检查出这位学妹有卵巢囊肿，约7厘米，超过一般妇产科医生认为的"安全范围"；同时，医学影像扫描显示约一半偏向密度高的物质，而非常见的液体状物质。这种情况下，妇产科医生认为囊肿不会在两三个月内自己变小、消失，因而建议她手术切除。

这位学妹完全以中医的方式治疗，前几天去妇产科复检，医学影像扫描检查显示卵巢囊肿已经消到3厘米以下，体积不到原来的十分之一，原本看到密度高的部分也已经不见了。妇产科医生认为已经不需要西医治疗，只用每半年复查一次即可。

学妹告诉我，他们本来已经把感恩节假期预留下来，如果卵巢囊肿没有缩小，打算用那段时间进行手术，现在卵巢囊肿缩小了，不用做手术了，打算全家去夏威夷度假。不用开刀，全家去度假，是件非常好的事情，我也替他们高兴。

中医治疗的大方向

中医是怎么治疗卵巢囊肿的呢？每一个病例都不太一样，但大方向相似。如果没有什么复杂的健康问题，基本上以强心阳，心阳移热小肠，让小肠、少腹、卵巢、子宫热起来为主，加上通利水道及活血化瘀，兼顾补血。当然，中医还是得看个案来辨证论治，粗浅的讨论只是给读者一个大概的感觉，让读者有兴趣多了解一些。

既然在说故事，我们就再讲一个卵巢囊肿的故事。

病例

这是一位40多岁的女性，第一次来就诊的原因是之前怀孕两次都流产了，这次刚刚怀孕几周，可是，妇产科医生一直找不到胎儿的心跳，她想知道中医有没有什么办法。如果这次胎儿保不住，希望能借助中医调理身体，下次成功孕育。另外，妇产科检查出两个很大的卵巢囊肿，左边的已经15厘米了，右边的也有8厘米大。医生觉得太大了，建议尽快手术切除，但是外科医生评估后，认为手术切除囊肿会伤害到卵巢，很可能会影响未来的生育能力。患者想知道中医有没有办法处理这些难题。

药方解析

看到患者中下焦寒湿明显的体型，加上患者的脉很沉、肾脉很弱，也完全没有孕脉了，八九不离十，胎儿早在一两周前就已经出问题了，可以合理推测胎儿应该保不住了，和妇产科医生找不到胎心的情况吻合。因此，第一次的中药方以祛中下焦寒湿为主，一般所谓安胎的中药，意义已经不大了。

患者看完中医后，马上去妇产科复检，证实胎儿已经没有生命了，并使用西药人工流产。患者准时一周后来复诊。女性小产时，我们以坐月子来看待患者的情况，中药方以生化汤为基础，但是依然延续上周的祛中下焦寒湿。因为没有胎儿的顾虑，中药方的剂量加重许多。一周后，中药方转为一般坐月子第二周的方向，开始补血、补气，促进患者身体恢复，同时，依然重用利水的中药。

那天是患者第四次来就诊，和第一次隔了三周。我还没从办公室出来去诊间，就听到诊所前台有喧闹声，好像患者很高兴地向诊所同事解释什么。原来，患者几天前做B超检查，为切除卵巢囊肿做准备，结果发现左右两个大大的囊肿已经不见了！

患者非常高兴，她的丈夫开始完全不相信中医，但事实胜于雄辩，通过这件事，改变了他的想法。他现在非常相信中医，急着询问他在欧洲的重病亲人是不是也可以用中医来治疗。中医想要得到大众及主流医学的认可与尊重，依靠的不是什么祖传秘方、几代中医世家、自己发明的什么特殊药方或手法等不切实际的宣传方法，只要有足够的临床疗效，自然会得到认可与尊重。

再度怀孕，顺利产下健康小男婴

这位患者还有后续的发展。小产调理几周后，她继续来诊所治疗中下焦寒湿及其他健康问题，没几个月后，患者再度怀孕了，而这次有中医来安胎及处理怀孕期间的一些问题，一切安好，九个多月后顺利产下健康的男婴。这对近50岁的先生而言是天大的喜事，他们结婚后一直希望有小孩，迟迟未能实现，现在总算得偿所愿，他们的亲朋好友及诊所的同事都为他们高兴。

第三十一章

高龄怀孕

上一章提到了40多岁的患者在中医帮助下，顺利怀孕生产，这一章我们来讨论一个高龄怀孕的病例。

病例

患者，女，第一次来诊所就诊时44岁，主要是因为心跳不规律、房颤、胃酸反逆，外加更年期似乎提早来了，有潮热、盗汗等症状。

患者来就诊了几次，症状没有了，但是整体还没达到我想看到的水平。她隔三四个月来复诊一次，维持身体状况。就这样过了一年，患者又来到诊所，没等我开口，患者就告诉我她想要怀孕生小孩，那时她已经45岁了。

我当时愣住了，倒不是因为45岁不可能怀孕，而是到了这个年龄还想要怀孕生小孩，需要很大勇气，而且人过半百时，孩子才几岁，陪伴孩子玩耍、成长，是需要耗费很多体力的！

既然患者想要怀孕生小孩，我就尽力帮忙。因为之前的治疗，我知道这位患者肝血虚、心阳不够强，想要怀孕必须从根本做起，得把心阳提升起来，同时让心阳顺利下行到小肠，小肠热，子宫的热度才有助怀孕。

药方解析

中药方倒是很简单，以"当归四逆汤"为主，加上温肝、补血、祛湿的药材。而患者不想一直服用中药，我勉为其难地让她在排卵期前服用两周中药，排卵期到月经来时不必服用。我觉得我的心还是挺软的，患者提出什么奇奇怪怪的要求，除非是病情危急，我都会尽量想办法满足、配合。

四个多月后，患者来复诊，告诉我她已经怀孕五周了，推算起来是开始用中药助孕后的第三次排卵就怀孕了。这让我很高兴，毕竟在诊所看诊，大部分的患者都是面对老、病、死的痛苦，当看到面对"生"的患者，心情自然很好，更何况是高龄怀孕！

然而，人算不如天算。这是患者有生以来第一次怀孕，不知道是因为太兴奋而过于频繁地跑来跑去，或者是因为没有按照我的建议继续服用中药来安胎，怀孕八周的时候胎儿流掉了！夫妻二人当然很难过，然而他们很有毅力及决心，既然中药帮助患者怀过一次孕，相信中医治疗可以帮患者再次自然怀孕。虽然患者临近更年期，但他们决定继续尝试怀孕生子。

顺利生产

皇天不负苦心人，半年左右，这位患者再度怀孕了。这次他们小心多了，两周来复查一次。而另一边，妇产科医生如临大敌，毕竟很少遇到46岁的高龄孕妇。妇产科医生告诉患者一长串可能会出现的问题，包括胎儿可能有的健康问题，譬如胎儿生长迟滞、染色体异常，以及高龄孕妇的高流产率、妊娠糖尿病、妊娠高血压、子痫、胎盘早剥、早产、胎位不正等问题。妇产科医生要求患者做各项产检，也提出许多警告。

患者确实也遇到了许多问题，一开始早孕反应严重，呕吐、心跳过快、喘，后来也真的如妇产科医生预测的，出现了高血压、高血糖、贫血等现象。不过，患者相信中医，坚持只用中医来治疗，我也见招拆招，利用很轻的中药方剂让患者的血压、血糖、心跳等问题恢复正常，让妇产科医生非常惊讶，觉得这样的高龄孕妇出现了许多症状，怎么可能在不服用任何西药下恢复正常！

到了怀孕后期，妇产科医生还是担心胎儿胎位不正而导致难产，告诉患者做好准备，可能得提早一个月行剖宫产。结果，在中医帮忙下，患者在怀孕39周顺利生产，胎儿健康，3500克、52厘米，产妇也安好，且身体恢复良好。

个人以中药助孕最高龄的纪录

这并不是我帮助怀孕生产的患者中年纪最大的一位，年纪最大的将近50岁，不过，她不是为了想要怀孕而怀孕。那位患者好几个月没来月经，又快50岁了，认为是更年期开始了，来诊所调理身体，希望能让更年期顺利度过。

初诊时，我向患者解释中医的生理学，乳汁如何下行、转化为经血等，告诉她我们得先确定这个循环过程通畅，如果月经还是没来，那代表真的是更年期了。

患者三周左右后复诊，告诉我月经还是没来，我正准备把中药方向由"通"改为"补"，进入更年期的调理，患者却告诉我她怀孕了。

原来，他们夫妇俩认为这个时候绝对不可能怀孕，行房时没有避孕，没想到服用中药让患者再度排卵受孕。夫妻二人很惊讶，不过，他们仔细评估自己的人生后，非常高兴。本来孩子都已经上大学，空巢期开始了，这个时候再度有个小婴儿，让他们在没有经济及工作压力下，重新再走一趟养儿育女之路，认为是老天的恩赐及安排，非常难得。九个月后，患者顺利生产，母子健康。这个无心插柳的病例，成为我个人用中药帮助自然怀孕生产中，年纪最大的纪录。

第三十二章

男性性功能障碍

很多人都认为一些中药可以"壮阳"，没错，中医确实有许多"补肾壮阳"的中药材，不过，真的临床治疗男性性功能障碍并非大家想象的那样，好像泡制个什么中药酒就能解决问题。这里讨论两个病例，让读者做比较。

病例

第一个病例比较直接。患者，50多岁，因为一些家庭因素，加上工作繁忙，六七年来没有性生活，性功能障碍。前一阵子他希望能重新开始正常的性生活。

药方解析

这位患者是诊所的老患者，身体本来就有许多问题，经过一段时间的治疗，好不容易稳定下来。因而在帮助他提升性功能时，我有些顾虑，不希望影响到他的其他方面。所以，我给他一个简单的中药组合，以"桂枝汤"为基础，加上一些补肾阳、肾阴的中药：桂枝、白芍、炙甘草、生姜、红枣、阳起石、淫羊藿、肉苁蓉、黄精、杜仲。为了安全起见，第一次我只给他一周的分量。

患者刚开始服用两三天，告诉我没什么不良反应，却也没什么效果。原来他以为中药方和一些治疗性功能障碍的西药一样，服用30分钟内立即有反应，我笑着跟他解释，中药治本，不像西药那样立即局部充血，但也没有西药对心血管等器官的严重不良反应。患者服药一周后，感觉有点用，又拿了两周的中药。

三周分量的中药，患者断断续续服用，不到一个月，患者反馈效果不错，于是停药。同时，西医检测精子量大幅提升。

病例

第二个病例是一位年轻男性，20多岁，是个年轻有为、很有教养的人。他告诉我有位心仪的女士，对方对他也有意思，可是他不敢发展成为男女朋友关系，因为他几年前开始，勃起都无法超过一分钟，之前交往的女朋友皆不欢而散，让他非常困扰，不知道该不该和心仪的女士继续交往。

我一面看诊一面问他，有没有自己探讨过性功能障碍的原因。他告诉我，他从16岁开始上网看色情影片，每天手淫，后来就出现了性功能障碍。他觉得他是"肾虚"，希望中医能帮他补肾壮阳。

其实，无论男女，适当取悦自己并非不可，更无关道德或心理不健康等，而是正常的行为，没有什么羞耻的。这位患者性功能障碍的原因并非如他所猜测的，更不能随随便便在外面买什么"补肾壮阳"的中成药来解决。

药方解析

这位患者的性功能障碍，主要原因是心阳无法透达小肠，下焦寒重，次要原因是他的罪恶感，让他无法全身心投入性行为中。在治疗上，我们并没有使用什么"补肾壮阳"的中药材，而是以强心阳、祛下焦寒为主。同时，我要他放宽心，不要纠结于过往，正面看待，目前的问题对未来并没有什么影响。

经过一个月的治疗，这位年轻男士很高兴地告诉我，他和心仪的女士已经正式成为男女朋友。他不再有性功能障碍，总算摆脱了多年来的梦魇。

上面两个病例，西医都给个相同的病名"勃起功能障碍"，治疗上并没有什么区分，多数就是服用西地那非等西药。这些西药虽然很热销，且暂时能帮到不少人，但每次性行为前都得服用，后续的不良反应严重，对身体整体而言是负面的。

中医治疗性功能问题，着重治本，虽然不能像西药那样立竿见影，但服用一段时间后，效果很好。偶尔有些患者效果不好，多是心理因素，而非生理问题。

怎么知道是心理因素还是生理问题呢？男性身体健康状态良好时，即使是七八十岁，每天清晨都应该有晨勃，如果晨勃正常，行房有问题，通常是心理因素；反之，如果晨勃有问题，即使行房没有问题，也是身体出问题的警报。

顺带提一下，成年男女有正常的性生活，对身体及心理健康很重要，长期没有正常的性生活，反而身体易失衡，并非健康的生活模式。

第三十三章

中医美容

中医美容越来越受到大家的青睐，无论原本相不相信、了不了解中医，很多人都对中医美容很好奇。这也无可厚非，爱美是人的天性，特别是女性，身体不舒服，能拖就拖，去医院太麻烦了；可是一旦出现了黑眼圈、面部肌肉下垂、法令纹加深，那可不得了，小则买一堆保养品，大则考虑各种美容方式，就是不能让自己看起来变老了！既然很多人对中医美容有兴趣，那我们就来讨论一下中医美容吧。

其实，中医美容并不是什么新鲜事，很多中医师都会做，毕竟五脏六腑好、气血充足，人自然看起来年轻漂亮。近十年来，因市场需求，西医外科整容业蓬勃发展，中医美容也快速成长。

中医美容大致可分为两个方向：第一个方向为利用针灸去皱、提升脸部、消减局部或全身赘肉等；第二个方向为调理身体，让人面色红润、减少水肿、紧实肌肉，健康改善了，也就显得年轻漂亮了。

针灸美容

我们先来讨论第一个方向。针灸是如何去皱、提升脸部、消减局部或全身赘肉的？这又可分为两大类。

第一类或许可以称为"韩式针灸美容"。使用很粗的针或很多根针，破坏皮肤浅层筋膜或脂肪组织，再利用一些手法，让被破坏的组织自我修复时有所改变。譬如使用很粗的针在皱纹下方以多个角度穿刺，破坏皱纹下的组织，再用手用力拉平、压平皱纹表面，当皱纹下组织重新生长后，皱纹会变浅。

又譬如在肚子上下很多根针，让身体觉得"异物入侵"，启动免疫系统，间接导致局部脂肪燃烧而产生减肥的效果，这也是"埋线减肥"的原理。严格来说，这样的"韩式针灸美容"并非依据中医理论，但是效果好，目前十分流行。

不过，这样的方法并没有真正解决身体的问题，譬如脾虚等导致的面部肌肉下垂等，问题很容易再次出现。

另外，这样的针灸方式会导致皮下及身体内部的疤痕，做了几次后效果会大打折扣，同时会让局部变得"僵硬"，如果在脸上重复多次使用，脸看起来会像打了肉毒杆菌般僵硬、不自然，近距离看反而不美观。当然，并不是说这样的针灸方式不能使用，而是中医师及患者都得了解其中利弊，知道自己在做什么，应适度使用。

第二类针灸美容的方式，是依据中医经络及穴位的理论来取穴。譬如"合谷面口收"，下针合谷，能让脸部比较紧致，而承泣、四白、地仓、下关、太阳等脸部穴位，可以促进脸部的气血循环，也会让脸部比较紧致、红润、光滑等。又譬如在脾经的阴陵泉、地机、三阴交下针，健脾利水的力量很大，有消水肿、防肌肉下垂的作用。

然而依据经络穴位的方式，就得考验中医师的功力了，不是哪里有皱纹、赘肉，就在哪里下针。同时，美容的效果也还得看患者本身的整体情况，譬如患者双脚水肿严重，代表身体已经有许多问题了，但是如果患者只关心消除眼袋的效果，那么或许中医师已经让她双脚的水肿退去大半，却被患者怪罪眼袋没有消！

这也就是为什么"韩式针灸美容"会成为"后起之秀"，而经络穴位的针灸美容方式被推到一边，毕竟大多数中医师都不想出力不讨好。然而，这不代表经络穴位的针灸美容方式效果不好，还是得看医师功力、患者整体情况、美容的项目等。譬如我们用太阳透率谷、地仓透颊车等下针方式来治疗面瘫，连面瘫的脸部下垂都可以在一两周之内拉回来，那么因为年龄增长的脸部下垂，自然就不在话下了。

调理身体、改善健康，自然年轻漂亮

上面解释的两类针灸方式，是中医美容的第一个方向。而中医美容的第二个方向是以"治病"的角度来改善身体状态，身体健康了，就会呈现出自然的光彩与美丽。

譬如超过50岁的人，无论男女，常常会面色暗淡，光泽、红润度不佳，同时面部肌肉皮肤开始下垂，看起来显老。许多人平时自己不觉得，参加活动拍照后，想选一张照片出来放在朋友圈，才发现每一张都比印象中的自己老了十岁！

然而，这样衰老的容貌其实不难改变。这样的患者大多是肝血不足使得脸色暗沉，脾气虚使得肌肉松弛、水肿，以柴胡等清肝、四物等养血、白术和茯苓等健脾利水，能有效改善。

其实从脸上褐斑、眼袋大、蝴蝶袖、下腹突起、臀部下垂到大量掉发、白发大增、发质枯槁等，也都是健康问题的表现。在中医辨证论治下，以中药方剂来改善健康又增进美丽，一石二鸟，不但效果好，也维持得更长久。当然，还是可以配合前面讨论的两类针灸方式，针对患者客观的身体状况及主观的美容需求，量身打造美容计划，治标和治本同时进行。

帮助阴部紧缩的中医方法

既然讨论中医美容，我们就不避讳一个令人尴尬而羞于公开讨论，却在亚洲有的国家十分流行的美容项目，那就是帮助女性阴部紧缩的中医方法。

有些女性可能觉得生过小孩或年龄增长，阴部会比较松弛，担心影响夫妻生活，又觉得整容外科的缩阴手术不自然，效果维持不久，也担心可能的不良反应，于是转而求助于中医。

中医确实有些方法来帮助解决这样的问题，方式也不外乎上面提到的基本方向。治标可以用针强刺激腹股沟、阴部附近的肌肉，或者依循中医的穴位，从妇科相关的八髎、中极、曲骨、秩边等，到补气血的足三里、三阴交等，配合肝经、任脉、冲脉上的穴位，有不错的效果。治本方面，可以从中医病理上来检查患者的问题所在，譬如下焦寒湿会导致遗尿、带下、性欲低落、下腹肌肉松垮等，导致阴部松弛也就不太意外了。使用中医方剂来治本，也同时解决其他妇科方面的问题。

不过这里得强调一点：除了少数病例，大多数女性并不需要担心阴部松弛会影响夫妻生活。许多医学研究认为，夫妻性行为的满意度，取决于两人的态度、心情、情境、欲望、互动等因素，而女性阴部紧缩与否，就和男性阴茎大小是否会影响性生活满意度一样，一直是个庸人自扰的问题。大多数医学研究的结论都表示，二者对性生活满意度的影响很小，不足以让人担心。不过，如果用中医方法能让原本一直担心的女士们放下这个心结，间接解除心理上的障碍，那么，夫妻生活或许可以有所改善。

第三十四章

临终关怀

生命总有走到尽头的一天，在此之前，生命的尊严显得尤为重要。

那天早上诊所接到一个电话，是患者家人打来的，告诉我们患者一天多前去世了，走得很安详。他谢谢我们近半年来的帮助，让患者做了许多自己想做的事情。

病例

这位患者，60多岁，女性，来诊所就诊之前早已得了腹膜癌，经过化疗等治疗后，病情暂时稳定了下来。很不幸，没多久癌症复发，且已扩散至身体其他部位，肿瘤科医生认为没有任何有效治疗方法，只能提供临终关怀，患者随时可能辞世。

症状

一月初患者来找我帮忙，那时她已经非常瘦弱了，几乎没有什么肌肉，用"皮包骨"来形容一点也不为过，肚子却非常大，像大半个排球硬塞在患者极为瘦弱的身体里，反差非常大。

患者脸色惨白，没有血色，头发枯槁，双脚明显水肿。患者以微弱缓慢的话语一一解释她生病和治疗的过程。她的经历好像一位瘦弱的残兵，带着弯曲破钝的剑，只身面对一排又一排的精锐敌军，明明知道没有胜利的可能，却勇敢向前。

尽量减少患者的痛苦

初诊时，我认为患者存活的概率很小，心里想着可不可能帮患者再拖两三个月，并尽可能减少她的痛苦。在这种情况下，我无法对患者隐瞒我的评估，虽然我没有明讲两三个月，但是我直接告诉患者不要期待奇迹，趁着体力还能支撑时，想做的事、该做的事就去完成，我会尽力帮她延长生命，也会尽力帮她减少痛苦。既然日子所剩不多，就让这些日子变得更有意义。

近半年的治疗中，患者几度在生死线上挣扎，心情也起起伏伏。不过，患者很勇敢，说她每天念很多书，记满好几页的笔记，那是她最大的快乐。上一次看诊时，患者突然问我，她会怎样离开这个世界？我告诉她，我希望在中医的帮助下，她不会像许多癌症晚期患者那样承受极度的疼痛，虽然器官严重衰竭的她辞世是必然的，但希望她可以在没有痛苦的情况下安详地睡过去。当时，患者谢谢我，说那就是她想要的，没想到一语成谶，没有等到下次复诊，她真的走了。

我很难过，然而，我治疗过很多癌症患者，这样"生老病死"的过程，在我每次接治新癌症晚期患者的那一刻，心里就已经知道我迟早得面对的压力与感伤。

世上没有神医，医生能做的只是尽量延长患者的生命及提高患者的生活质量。虽然会有惊喜，但更多的是尽人事听天命。

我还记得这位患者第一次来就诊时告诉我，她之前接受西医治疗的同时，也一直在看中医。我问她为什么不继续让原来的中医师帮助她，她说经过一段时间的就诊，才发觉那位中医师只是在"养患者"，针对她的一些小问题来下针，譬如缓解胃胀、便秘等，或者给她一些不痛不痒的中成药，并没有从根本上解决问题，设法延长她的生命，而是以治疗癌症的名义要求她每周都得定时去针灸，赚取治疗费用。

并不是说中医师这样解决小问题的方式没有帮到患者，而是得让患者充分了解医师在帮患者什么忙，让患者能够正确安排治疗的整体计划，不然，非但严重耽误了患者的治疗，更剥夺了患者生命最后的尊严。

帮助癌症患者，谦卑地面对生死

这个问题在中医界很严重。我参加过许多大型中医会议，有不少与会中医专家讨论癌症治疗病例，其中也不乏所谓的国医大师及科研计划的负责人。然而，绝大部分所谓的癌症治疗病例，都只是帮助患者某些片面的问题，譬如改善肺癌患者的食欲不良、改善肝癌患者的睡眠质量不佳等，并非真的治疗癌症，也很少有后续发展的追踪，不足以代表中医能否真的延长癌症晚期患者的生命及减少最后的痛苦，却被拿来用以宣传中医治疗癌症的成效。

更糟糕的是，这位患者还告诉我，她有段时间找人推拿，推拿的人竟然告诉她有用推拿把恶性肿瘤"推掉"的例子！实际上，这位患者却因为推拿变得更虚弱，病情反而恶化。这样的"治疗"，已经不是医德问题，而是违反医疗法规、虚假宣传的非法行为了。

终末期癌症是非常棘手的问题，中医西医都一样，我们能做的是尽量延长患者的生命及提高患者的生活质量。真的帮助过很多癌症患者的医生，会谦卑地面对生死。医生面对的是患者的生命及家属的苦难，而不是虚假不实的沽名钓誉，更不是一场敛财的金钱游戏。

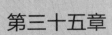

第三十五章

医生与患者

前面零零散散讨论了一些不同的病例及故事，本来还想讨论更多临床常看到的健康问题、分享更多的故事，但因篇幅有限，总得在某处收笔。不过，在第二部分结束前，想再分享一个病例，作为结尾。

病例及症状

这是一位4岁的小患者，患者出生时发现有脑部缺陷、癫痫、严重智力发育障碍。患者的智力及行为能力停滞在1岁以下，无法正常控制身体。让他坐在沙发上时，不能用自己的身体或手支撑住而倒下；嚼咽不良，得吃半流质食物；还不会说话，阅读、与人互动就更不用说了。

四年来，患者父母找过许多医生，也求助于所谓的特殊治疗方法，效果不佳，癫痫好了又复发。他们抱着一线希望，找我帮忙治疗孩子。

这位小患者的癫痫相对不严重，每次发作时身体僵硬、抖动等，但没有咬舌、窒息等危急状况。真正严重的问题是，在这个年龄，大脑神经网本来应该经由突触修饰过程而快速发育，但脑内大量不正常的痰饮积水严重影响智力发育，如果不尽快处理，孩子很可能终身没有行为及语言能力。

治病不能只治"形"，必须治"神"

根据我治疗癫痫的经验，设法消除脑部痰饮积水的过程中，癫痫发作不但不会马上减少，还有可能大幅增加。然而，患者父母非常专注在癫痫发作的次数，之前的治疗中，只要癫痫发作的次数增加，他们就会认定是治疗无效，医生功力不足。我花了很多时间解释，轻微癫痫发作不是最重要的，最重要的是患者智力及行为能力的进步。患者父母虽然嘴里说能理解，心里却仍然非常介意癫痫发作的次数。

远程治疗三个月下来，虽然从蛛丝马迹上我可以看出患者开始改善，患者父母却紧盯着癫痫发作次数，一直追问为什么还是每天发作好几次。我想如果他们不是看在外界对我的评价及许多真实病例的分上，可能已经觉得治疗无效，急忙找寻下一位医生了。

这个时候，如果为了自己的"名声"，我大可专注于癫痫发作上，使用熄风、止痉、潜阳的中药来压制癫痫症状，让患者父母觉得这个医生很厉害。然而，这样的治疗对这位小患者并非最好的方法，就如同使用抗癫痫西药能大幅减少癫痫发作次数，却让患者错失了大脑发育的时机。可是我知道什么对患者是最好的治疗方法，我无法昧着良心去讨好患者的父母。我宁可他们怀疑我的医术，也得坚持下去，治病不能只治一个"形"，更得治"神"。

患者智力及行为能力的改善

又经过一个月的治疗，患者父母开始看到变化，患者不但一周没有发作癫痫，更重要的是，其智力及行为能力开始改善。他的手脚力气及控制能力增强，可以用手支撑身体坐在沙发上了；看到哥哥吃饼干，会出现哭闹想吃的动作；逗他，会笑；把东西从他手中拿走，会哭闹……这些表现皆显示患者的大脑发育、身体控制、观察力及与外界互动能力增强了。

目前这个小患者还在继续治疗，患者父母总算认为治疗是有效的。虽然这位小患者不一定能像其他人一样上学、工作，但希望他能自己处理日常生活中大多数的事情，平平安安地过日子。

患者和医生的互信及合作

医生是个良心事业，就像修车师傅一样，除非顾客很懂汽车，否则若修车师傅存心骗人，你不但不会知道，还感谢他很快修好车又给你打折，可没过多久车子又有其他问题。许多患者在意服药后的反应，似乎症状马上缓解就是最好的治疗，甚至觉得药方开对了就不应该有什么不好的感觉。非常简单的小毛病或许如此，但复杂的健康问题往往像治国打仗，要有策略地一步一步来医治。

也因为如此，患者和医生的互信及合作很重要。医学，不是百分之百的科学，有太多的变因，不能像设计网络游戏软件一样，每个环节都可以掌握，更不能像修车一样，大不了换个新零件。患者、家属、医生就像一个团队，要一起合作来对抗病魔。患者和家属在寻求医生帮助前，应该仔细打听及研究，确认这位医生是不是值得信任，而不是"边走边看"，甚至抱持考考医生的心态去就诊。

这就像一位运动员，为了参加大型比赛而想请有经验的教练来教导，教练仔细观察及分析后，指出运动员的问题所在，提出整体训练计划来改进运动员的成绩。本来运动员应该赶紧开始按照计划训练，却半信半疑，不好好训练，反而到处问其他人这样做对吗、那样做行吗，甚至混杂自己的许多意见，任意改变训练计划。

运动员至少对自己参与的运动项目十分了解，他质疑教练的观点还可能有些道理，但大多数患者及家属的医学知识极其有限，有些患者及家属却指手画脚指导医生如何治病。当然，患者及家属也不能只相信医生，什么事都不管，而应该和医生多沟通、多讨论，协助医生完善治疗策略。

反过来说，患者往往是医生最好的老师。医生不能被患者及家属的意见牵着鼻子走，也不能不听患者及家属的反馈，硬着头皮一路向前冲。医生虚心倾听患者的反馈，了解患者言语背后的意义，对自己的治疗思维保持一种学习的心态，是医术精进的一大助力。我非常感谢患者对我的信任，让我尝试各种不同的治疗方法，给我很多的反馈，也与我分享他们生活中大大小小的事情以及许多不为人知的故事。他们帮助我在临床医学这条路上不断成长，在这个面对生老病死的工作中，重新认识生命的意义。

不过，话说回来，患者和医生之间有良好的互信及合作，前提是医生的良心没有被利益与名声淹没。我们在第三部分来谈谈中医乱象。

第三部分

回归临床
实际疗效

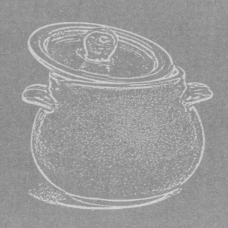

第一章

中医乱象

鲁迅对中医的批评

　　20世纪20年代，新文化运动领袖之一的鲁迅，在他写的《呐喊》一书中的《父亲的病》一文里大肆批评中医，认为中医故弄玄虚来唬人、捞钱，草菅人命，他以"中医不过是一种有意的或无意的骗子"一句话来总结中医。

　　鲁迅到底有多了解中医、现代医学，我们不得而知，但他的这番言论有失偏颇。行医多年，我从自己看到及患者转述的许许多多故事里，生出了很大的感触。其实，鲁迅先生说的并不完全错误，我们可以把他的话修正为"很多所谓的中医不过是一种有意的或无意的骗子"。虽然不能以偏概全，可是这个"偏"已经占了很大的比例，让人十分忧心！

　　用另一个有同样问题的领域来讨论，读者可能比较容易理解、想象。有位自称"太极大师"的自创太极门派掌门人，近年来开武馆收了很多徒弟，在网上名气很大，俨然一代武术大师。然而，和业余拳击爱好者进行擂台赛，不到一分钟就被对手直拳打倒三次，完全没有防御及反击能力。毫无疑问地证实了这位所谓的武术大师根本没有什么搏击能力，完全是虚假骗人的。

各种乱象

造假骗人的事情并不少见，但奇怪的是，为什么这位先生可以开武馆收学生，被捧为大师？难道没人看出来他的功夫是假的吗？为什么他还敢上场与人对打？为什么骗局被揭穿后，还有学生出面替他辩护？其实，从这位先生之前在网上发布的视频中不难看出许多破绽——下盘非常不稳、上盘虚晃太多、动作空洞无劲、呼吸节奏混乱、防守空门过多等一连串的问题，稍微学过实战武术的人大概都可以发现其中蹊跷。

那么，整件事为什么会有如此无知的上升发展及如此无耻的溃败？

首先，传统武术总带有一丝神秘色彩，武侠小说、电影电视添油加醋，加上很多人热衷"中国功夫"，抓到了可以加分的题材，毫不考证就拿来当作推广范例。

其次，很多人遇到虚假不实的事情，往往不愿意发声，不想多管闲事，更不想得罪人。

再次，既然这个领域很混乱，比比皆是假大师，那就你捧我、我捧你，你是大师、我也是大师，何乐而不为呢？被人捧久了，自己也被洗脑了，假的也当成真的了，自以为上了擂台还真的可以打赢。

这样的问题，在武术界还比较容易解决：把各个自称武术大师之人推上擂台，让不同路、真会打架的高手去挑战他们，很快就可以分辨真假。

但分辨中医医术的真假高低，就没那么简单了。临床治疗变因太多，心理作用的影响可以占到三分之一，还有其他方面可以让存心骗人的中医师"大有可为"。再怎么差的中医师按照网上的医案药方依葫芦画瓢，一百个病例中也可能蒙到一个"神奇"的病例来吹嘘，更何况是那些刻意包装、大肆渲染的中医师？更糟糕的是，随着中医越来越热门，一堆"中医大师"跳出来教中医，临床上没有治好多少疑难杂症，拿着书本及别人的病例讲解得头头是道，唬得学生一愣一愣的，甚至很多根本不是中医师，而是学文学的、搞哲学的，自己看了几本中医书籍却没实际临床经验……这样的情况下，无论讲得多么精彩、出神入化，也只是纸上谈兵，对学生、对患者都是非常不负责任的！

西医心脏外科医学生在医学院毕业后，得经过五年的一般外科住院医生训练，再经过三年的心脏外科训练，通过考核才能正式成为心脏外科医生。接着再经过多年的实践临床手术，有了非常多的成功手术纪录后，最终才能成为教导他人的心脏外科教授。即使如此，心脏外科教授也不会跨过专长领域，去教学生内科、病理科等。如果中医依照一样的标准，只准教导自己亲自大量治疗过且疗效卓越的病症，那么绝大多数的"大师"会销声匿迹，中医也才能回到救人治病的良心事业，而不是用来赚钱、求名。

纸上谈兵的困境

中医院校里，有的人为了顺利毕业、升迁，偏重做研究、写论文。但中医临床治疗的论文何其难写，远不如使用小白鼠在实验室里测试对中药材化学成分的反应来的轻松，这样一年内还可以出好几篇论文，临床治疗反而不是最重要的工作。正因为如此，常常出现象牙塔内纸上谈兵的故事，中医从实用医学变成了考究文字的训诂学，与真实临床治疗出现偏差。

这次对抗新冠肺炎疫情，通许县人民医院表现卓越，西医院以中医方法成功治愈危急重症病患。然而，消息刚传出去，马上就有人跳出来批评，表示通许人民医院的中药药方"不合规范"，需要由他们重新指导、修正。

细辛不过钱

中医学术界一直有个以讹传讹的错误，认为"细辛不过钱"，意思是细辛的用量不得超过一钱，也就是约三克。这个说法相传已久，宋代陈承的《本草别说》写道："细辛，若单用末，不可过半钱匕，多即气闷塞，不通者死。"传到了明代，李时珍在《本草纲目》中又引述《本草别说》来解说："细辛非华阴者不得为真。若单用末，不可过一钱，多则气闷塞不通者死，虽死无伤。"

然而，这其中有许多谬误，清代大医家张隐庵、张锡纯、陈修园等人都反对此说法，认为不符合临床经验。而依照中医经典研究，细辛为辛香发散的中药，并不能闭气，怎么可能导致"气闷塞不通者死"?《神农本草经》列细辛为"上品",无毒,"久服明目利九窍轻身长年",《伤寒论》和《金匮要略》亦有许多方剂使用大过此剂量的细辛。另外,就算《本草别说》是对的,也是指单独拿生的、没水煮过的细辛打成粉来直接服用,并非加入药方中煮成汤剂,而许多现代生物化学研究也得出明确结论,水煮过的细辛没有毒性。

那么,为什么"细辛不过钱"的谬误在中医学术界依然流传下去,老师还继续如此教导学生?因为很多中医药大学教授缺乏大量治疗重症、急症的经验,既然有"细辛不过钱"一说,何必自找麻烦使用较高剂量的细辛呢?自己不用,无法充分了解细辛的临床效用及反应,当然也就如此教导学生了。

这次对抗新冠肺炎,中国国家中医药管理局公布的"清肺排毒汤",细辛一日剂量为六克,还特别强调即使只是普通感冒也可以服用"清肺排毒汤",国家中医最高管理单位首度公开打破"细辛不过钱"的错误。即便如此,依然有许多中医药大学教授及中药材商店对细辛用量耿耿于怀。

生半夏有毒

"生半夏有毒"!这又是个以讹传讹的误解。半夏这味中药材,没有水煮、直接生吃时,会刺激口腔、消化道黏膜,可能导致局部肿胀、疼痛等现象,严重时可能造成呼吸困难,有窒息的危险。问题是,药方中的生半夏并不是要患者生吃,而是加入没有炮制过的半夏一起水煮,而许多现代科学研究已证实,水煮过的生半夏没有毒性。

现在市场上卖的法半夏、姜半夏等，都是已经炮制过的药材，药性大减。当代名医李可经常开大剂量的生半夏药方，临床效果良好，几十年也没出现问题。更有意思的是，中药方中同时加入生半夏和生姜一起煮，也就如同使用姜半夏一般，却不会把煮好的汤剂倒掉，把剩下的残渣姜半夏晒干来取代药性良好的生半夏。所以说，"生半夏有毒"很可能又是一个"三人成虎"的例子。

中药十八反

中医学术界一直流传着中药的"十八反""十九畏"，也就是有些中药不可一起使用。这次我们治疗新冠肺炎，许多中药方中半夏和附子并用，就违法了"十八反"的指导原则。然而，所谓的"中药十八反"，本来就有很多争议，原本的意思是指药性可能改变或增强，得小心使用，但不是禁用，甚至认为厉害的医师反而刻意使用"十八反"的中药组合来达到奇效。

譬如《本草纲目》指出"相恶相反同用者，霸道也，有经有权，在用者识悟耳""甘草与藻、戟、遂、芫四物相反，而胡洽居士治痰，以十枣汤加甘草、大黄，乃是痰在膈上，欲令通泄，以拔去病根也。东垣李杲治瘰下结核，消肿溃坚汤加海藻。丹溪、朱震亨治劳瘵，莲心饮用芫花。二方俱有甘草，皆本胡居士之意也。故陶弘景言古方亦有相恶、相反者，乃不为害"等。

历代很多大医家的医案，以及国家编制的中药药典里，很多药方都违反了所谓的"十八反""十九畏"。而这次有争议的半夏和附子并用，早就有研究指出，附子和半夏并用临床疗效更好，未见不良反应。换句话说，所谓的"十八反""十九畏"是给临床中医师参考用的，提醒他们使用上要多加注意，并不是禁止使用的教条。

然而，"十八反""十九畏"非常适合考试，几乎所有中药相关的考试都会考到这些"禁忌"，同时也是做中药研究、写论文的好题材，从"十八反""十九畏"内抓一些相反、相畏的中药配伍出来，做些临床或实验室测试比较，无论观察的结果是有反、无反、有畏、无畏，都很容易写成论文发表。因此，"十八反""十九畏"是中医教授及学生们心中难以打开的心结，却也导致这个临床治疗上碍手碍脚的谬误一直无法消失。

以上举的几个例子，只是中医学术界问题的一小部分，还有很多可以讨论，目前国家掀起了中医教育改革的风潮，或许在有志之士的努力下会逐渐改善。然而，中医除了上面提到的临床业界及学术界普遍性问题外，在社会大众层面也有很多问题。

社会大众层面的问题

随着互联网及社群爆炸性的发展，网红文化及经营模式盛行，遍及各行各业，中医也不例外。不但很多中医诊所及中医师以网红模式来宣传，很多非中医专业人士也利用网红模式吸引关注，增加点击率来换取广告收入。许多人搜集或撰写健康及养生相关文章，在社群媒体上分享、宣传，告诉大家吃这个防癌、喝那个长命百岁，更有人没什么临床看诊经验，却大肆评论各种中西医疗法，利用一些关键词及似是而非的观点来说服不了解医学的大众。

网上还有另一种奇怪现象：很多健康医疗相关的讨论社群，不论是参与讨论的人，还是默默阅读的人，绝大多数都没有医学背景。当一个人有健康问题，或者对某种医疗方法有想法，即在网上询问或发表。接下来，一堆没有医学背景的人就开始发表意见，凑在一起讨论医疗问题，有些互相支持，有些互相反对。然后，好像投票一样，大家开始比较哪一边支持的人多，似乎真理"越辩越明"，越多人赞同的答案好像就是对的。我曾经看到一位妈妈在网上问大家："如何知道小孩子流鼻涕是感冒还是过敏？"很多人提出不同意见，其中有位妈妈信誓旦旦地说："流清鼻涕是感冒，流黄鼻涕是过敏。"最后这个回答被"票选"为正确答案，让人啼笑皆非。

这样的讨论模式，用在某些领域或许行得通，可是用在医疗上，不但很不理智，甚至很危险。医疗是不讲"民主"的，"治好病的医生说话"。如果你或你的挚爱在手术台上进行心脏手术，医院进行现场网络直播，让世界各地上百万的网民实时票选下一刀要切哪里，你愿意吗？下次看到这样的讨论社群，倒杯茶、端盘瓜子，当作看戏就行，不要认真。不然，脑中堆积了一大堆似是而非的东西，下次就换成是你上去发问："为什么照着网上的建议吃，健康没改善，却换来一身病痛？！"

再次提醒读者，不要因为喜爱中医，看到了什么中医的神奇报道，就完全不查证、不假思索地转发出去。如果那些不实宣传、虚假病例、似是而非的文章被许多中医爱好者拿来疯传，很容易被西医专家及广大群众一眼看穿，直接定论为"中医果然是一群骗子加疯子"。这根本不是帮忙推广中医，而是害死中医。

第二章
回归临床医学的基本面

　　该如何解决这么多的中医乱象？如何正确推广中医？当务之急，不是去和西医争论，也不是搞民族主义，更不是天马行空硬扯什么最新的科学发现，现在应该做、必须做的，是回归到临床的实际治疗效果。

　　许多人推广中医，好像一定要追溯到河图洛书、易经八卦。其实，很多人不管谈到什么中华传统文化，都要抓着易经。易经及其他的经典古籍有没有价值？当然有，不但有价值，而且有很高的价值，值得我们深入研究、探讨。然而，真正专研及读懂易经的人少之又少，这些人当中有大量中医临床治疗急重症经验的更是没几位。换句话说，用河图洛书、易经八卦等来推广中医的人，绝大多数都只是臆测、自我解释，既无法回答易经专家的疑问，也无法面对临床中医的考核。

　　还有一些人，非常喜欢把各种科学新发现拿来解释中医，说明中医有多么伟大。前阵子，我看到一些中医大学教授发表的针灸论文，他们找来一些有健康问题的小孩，不在孩子身上治疗，却帮他们的父母针灸，然后观察孩子的情况有没有改变。发现有改变，就说是针灸的"量子纠缠效应"（Quantum Entanglement），更说是"母子连心"的实证！这实在是让人啼笑皆非，这些人连基本的量子物理都没读过，看到了一些词句和极为粗浅的解说，就拿来东拼西扯，不但被物理学家嘲笑，更把中医拉黑了。

就算是真的观察到帮父母针灸后孩子症状有改变，也有很多其他解释，譬如心理作用，或者父母因为针灸治疗身体比较舒适，心情好，与孩子的互动自然也会改善……有太多的变因可以讨论，千万不要拿自己都搞不懂的炫酷名词硬冠在任何事情上面。

"西医检测，中医治疗"模式

中医要复兴，一定得回归临床治疗的效果。有真实疗效，才站得住脚，才能说服大众，也才能知道哪些中医专家解释中医理论是正确的，哪些则差强人意。然而，这便衍生出两个很大的问题：第一是如何验证疗效，第二是如何有大规模的统计数字。

这次对抗新冠肺炎疫情，通许县人民医院的"西医检测，中医治疗"模式，正好提供了一个很值得参考的架构，来解决目前的中医乱象。

简单来说，我们以中大型医院为载体，接受治疗的患者必须先做西医检测，记录治疗前西医对身体状况的评估，但不同于现行的中西医结合，治疗过程完全由中医主导，以纯中医方法来治疗。而为了记录治疗过程中的改变，定期做西医检测。

不过，即使有病情"恶化"的表现，除非中医师自己确定无法逆转病情，西医不得干预中医的诊断，更不能以西医方式介入治疗，不然，之前提到的异位性皮炎病例，前四周脸上的皮疹发得更加严重，如果那个时候被西医认为恶化而叫停，那就无法看到患者后来快速好转的情况，患者的异位性皮炎也不会痊愈了。

当中医师认定患者病情大幅改善时，以西医检测来比对患者治疗前后的差别。虽然中西医对健康及病症的标准不尽相同，如果患者病情真的大幅改善，西医检测也一定能有所体现；即使有不同的观点及解读，也可以详细记录下来，作为以后研究讨论的依据。

虽然有的中医师并不需要西医的血液报告、医学影像等检测来判断病情，但是为了能被科学主流及社会大众接受，完整且独立的西医检测可以记录患者接受任何治疗前、治疗中、治疗后的状况，作为判读、统计治疗效果的依据。反过来说，对中医临床经验不足的医生来说，这也不失为比对学习的机会。

譬如这次中医救治新冠肺炎患者，有多年治疗肺炎经验的中医师并不需要靠肺部CT影像及各种检测来诊断，仔细观察患者的声音、咳嗽深浅及方式、综合症状等，就可以判断肺部病情，知道痰饮有多深、多浓稠。然而，这需要足够的临床经验，也不容易快速推广。通许县人民医院几位学习中医的西医主任则一边靠中医的望闻问切来诊断，一边利用肺部CT影像来确认肺部下方是否痰饮很重、胸腔是否积液等，一方面可以增加诊断的信心，另一方面他们将之与患者呼吸、咳嗽、说话、身体动作等症状做比对，让他们更了解中医书籍中描述的细节，增加他们学习中医的兴趣和速度。多比对几次，有了经验及信心，就可以不再依靠医学仪器，以中医望闻问切的方法来独立辨证。

当然，一开始很不容易推广这样的模式，一个中大型的西医院为什么要如此配合推广中医？通许县人民医院是一个很难得的开端，一个纯粹的西医院，一群临床经验丰富的西医专家，真心诚意愿意好好学习正统经典中医，逐渐把西医治疗方法摆在旁边，使用纯中医的方法来帮助患者，却又非常熟悉相关的西医知识及检测，可以完整记录以后需要拿来做验证的西医指标。

值得庆幸的是，经过这次以中医对抗新冠肺炎疫情的成功案例，很多西医从业者开始相信中医，也有兴趣学习中医。已经有许多中大型医院联络通许县人民医院，希望能向他们学习，复制通许县人民医院的"西医检测，中医治疗"模式。

让中医重返科学殿堂

越来越多的中大型医院推广"西医检测，中医治疗"模式，就能累积越来越多完整、规范、可以科学验证的病例。大量的数据不仅仅可以深入了解中医广泛的治疗效果，更可以分析出哪门哪派的中医理论解释比较正确、临床治疗效果更加卓越。否则，历代中医古籍就已经有很多相冲突的解释，现代人更有一堆五花八门的"创新"，中医自己都吵不完，又如何解释中医理论及治疗方法给外界听呢？

科学，不是狭义的物理学、化学、生物学等学科，而是一种试图了解世界的思维及方法。所谓的科学，是系统观察，提出假说以解释观察到的现象，再借假说预测和改变未来的现象。如果这个假说经得起长时间考验，假说就变成了定律，新的假说便可以此定律为基础，再来解释其他现象。如此不断往上架构新的定律，解释及改变各种现象，形成一门复杂的科学学科。

中医有很多的假说与定律，然而，没有人能确定这些假说与定律是怎么来的，原始的研究方法及数据已经不见了，至少非常不完整及散乱，留下来的只是研究的"结论"。一门不为外界认知的学问，如果只有"结论"没有"过程"，就无法验证其真实性，很容易被认定为只是"哲学思想"，甚至是伪科学。借由"西医检测，中医治疗"的模式，我们可以补足观察、假说、验证的细节，以大量的临床数据来验证中医理论及治疗方法，才能让中医重返科学殿堂。当中医被认定为一门实实在在的科学学科，中医推广就是水到渠成、顺理成章的事了。

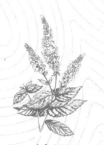

结语

遇见中医，联结过去与未来

　　大半年前，我开始整理个人中医网页上的文章及医案，和出版社编辑讨论后，逐渐编撰及增加内容集结为本书。写书过程中正好遇到了新冠肺炎大爆发，日夜亲自参与治疗，导致出书延误，却也加强了我推广中医的理念及行动。

　　或许你是我的粉丝，买本书仔细研读；或许你只是陌生人，随手拿到本书翻翻看。这个缘分、这个不知名的点，或许默默把你带入一个很不一样的世界，让你重新认识中医的经典智慧；也或许帮助你自己或身边的亲朋好友了解不一样的医学观点，让你们远离疾病痛苦。

　　而写这本书，在我的人生中又是一个新的点。虽然还不知道这个点会怎么发展，但它将如同已经发生的许许多多点一样，在我的人生中联结着过去与未来。本书开头即说明书名定为《当张仲景遇上斯坦福》，意思是当"中医医圣张仲景的经典学说"遇上"现代大学斯坦福的科学思维"。其实，我真正想说的是，希望有一天，能有一所如同斯坦福大学医学院一样规模及学术地位的中医学院，以真实的临床治疗效果为基石，以严谨的现代科学思维为指针，有系统、跨学科地研究及推广中医经典学说，造福世人，重新树立中医在世界主流科学的价值。

那个未来充满理想、令人振奋的点，或许此时此刻就在你我心中发芽，联结着你现在看到这本书的那个点……